见微知著形态学
火眼金睛真功夫

临床血液
检验图谱与案例

主　审　王鸿利　徐开林
主　编　顾　兵　张丽霞　张建富
副主编　丁　爽　鹿群先　王　蓉

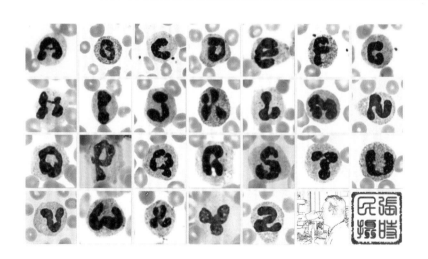

人民卫生出版社

图书在版编目（CIP）数据

临床血液检验图谱与案例 / 顾兵，张丽霞，张建富主编 .
—北京：人民卫生出版社，2016
ISBN 978-7-117-22708-7

Ⅰ. ①临… Ⅱ. ①顾…②张…③张… Ⅲ. ①血液检查 – 图谱
Ⅳ. ①R446.11-64

中国版本图书馆 CIP 数据核字（2016）第 112689 号

| 人卫智网 | www.ipmph.com | 医学教育、学术、考试、健康，购书智慧智能综合服务平台 |
| 人卫官网 | www.pmph.com | 人卫官方资讯发布平台 |

临床血液检验图谱与案例

主　　编：顾　兵　张丽霞　张建富
出版发行：人民卫生出版社（中继线 010-59780011）
地　　址：北京市朝阳区潘家园南里 19 号
邮　　编：100021
E - mail：pmph @ pmph.com
购书热线：010-59787592　010-59787584　010-65264830
印　　刷：北京顶佳世纪印刷有限公司
经　　销：新华书店
开　　本：787×1092　1/16　印张：13
字　　数：316 千字
版　　次：2016 年 8 月第 1 版　2022 年 4 月第 1 版第 5 次印刷
标准书号：ISBN 978-7-117-22708-7/R·22709
定　　价：79.00 元
打击盗版举报电话：010-59787491　E-mail：WQ @ pmph.com
（凡属印装质量问题请与本社市场营销中心联系退换）

编 委 (以姓氏笔画为序)

丁 爽 徐州医科大学附属医院

王 峰 宁波市医疗中心李惠利医院东部医院

王 敏 南京医科大学第一附属医院

王 琳 南京医科大学第一附属医院

王 蓉 南京医科大学第一附属医院

王莹宇 徐州医科大学附属医院

王福斌 宁波市第六医院

毛志刚 四川大学华西医院

尹麒龙 徐州医科大学附属医院

包佳琪 徐州医科大学

毕言伟 徐州医科大学

朱 蕾 浙江大学医学院附属第二医院

刘 乐 徐州医科大学附属医院

刘 洁 新疆维吾尔自治区职业病医院

闫 玲 徐州医科大学

羊牡丹 宁波市医疗中心李惠利医院

李洪春 徐州医科大学附属医院

李静杰 宁波大学医学院附属医院

肖剑文 宁波市医疗中心李惠利医院

吴巧萍 宁波市医疗中心李惠利医院

余 江 四川大学华西医院

邹秀苗 宁波大学医学院附属医院

汪 丽 宁波大学医学院附属医院

宋元秀 郑州大学

宋国良 七台河矿业精煤集团有限责任公司总医院

张 静 徐州医科大学附属医院

张丽霞 南京医科大学第一附属医院

张时民 北京协和医院

张建富 南京医科大学第一附属医院

陈卫民 徐州医科大学附属医院

陈兵华 宁波市医疗中心李惠利医院

范再婧 宁波大学医学院附属医院

柳 絮 宁波市医疗中心李惠利医院

胡露露 徐州医科大学

钱 香 南京医科大学第一附属医院

徐银海 徐州医科大学附属医院

顾 兵 徐州医科大学附属医院/徐州医科大学

唐 娟 徐州医科大学

鹿群先 徐州医科大学附属医院

黄芸菲 宁波市医疗中心李惠利医院

黄琳燕 徐州医科大学

曾素根 四川大学华西医院

曾婷婷 四川大学华西医院

3

点评专家 （以姓氏笔画为序）

王　峰　宁波市医疗中心李惠利医院东部医院　　副主任技师

王鸿利　上海瑞金医院　　　　　　　　　　　　主任医师

乐　静　宁波大学医学院附属医院　　　　　　　主任医师

吴巧萍　宁波市医疗中心李惠利医院东部医院　　主任技师

张丽霞　南京医科大学第一附属医院　　　　　　副主任技师

张建富　南京医科大学第一附属医院　　　　　　副主任技师

徐开林　徐州医科大学附属医院　　　　　　　　主任医师

徐炜烽　宁波市医疗中心李惠利医院　　　　　　主任技师

鹿群先　徐州医科大学附属医院　　　　　　　　主任技师

谢服役　宁波大学医学院附属医院　　　　　　　主任技师

主审专家介绍

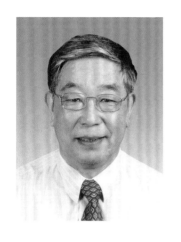

　　王鸿利,男,主任医师,博士生导师,上海瑞金医院终身教授。1963年毕业于原上海第二医学院(现为上海交通大学医学院)医疗系,同年分配到该院原附属广慈医院(现为瑞金医院)内科工作。曾任瑞金医院检验科主任、副院长,瑞金临床医学院检验系主任、副院长,上海市医学检验重点实验室主任和上海血液学研究所副所长。曾任中华医学会检验教育分会主任委员、中华医学会检验分会常委委员和血栓与止血专家委员会主任委员,上海检验学会和血液学会副主任委员,原卫生部医学检验教材编审委员会主任委员等职。曾获奖励60余项,其中以第一完成人获得国家科技进步二等奖2项、三等奖1项,国家级教学成果二等奖2项;省部级科技进步一等奖2项,二等奖4项,上海市教学成果一等奖2项。曾获荣誉称号26项,其中有全国优秀教师、上海市育才奖、上海市教学名师和上海交通大学教学名师等。在国内外发表论文680余篇(其中被SCI收录50余篇);主编(含副主编)学术著作和教材70部,参加编写90余部;曾任《诊断学理论与实践》、《中国实验诊断学》等5本杂志的主编或副主编。

主审专家介绍

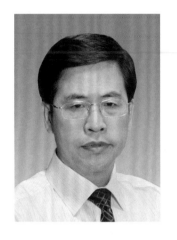

　　徐开林,男,医学博士,教授,博士生导师。现任徐州医科大学副校长、徐州医科大学附属医院院长、徐州医科大学血液病研究所所长、造血干细胞研究中心主任、江苏省"科教兴卫"移植免疫重点实验室主任。兼任中华医学会血液学分会实验诊断学组副组长、中华医学会血液学分会委员、江苏省医学会血液学分会候任主任委员,《中华血液学杂志》、《国外医学输血及血液学分册》、《江苏医药》等杂志编委,美国血液学会及基因治疗学会会员,享受国务院特殊津贴。被评为:国家科学自然基金终审专家,卫计委有突出贡献的中青年专家,江苏省"青蓝工程"新世纪学术带头人、江苏省"333"工程第二层次培养对象、江苏省六大人才高峰培养对象、江苏省有突出贡献中青年专家、江苏省"135"医学重点人才、江苏省医学领军人才。主要研究方向为:造血干细胞移植、慢病毒载体的研制。作为课题负责人共承担课题10余项,其中国家自然科学基金6项,累计科研经费千万余元;获各种科技奖10余项,其中包括中华医学科技奖三等奖1项,省科技进步奖4项。近年共发表150篇论文,其中SCI收录43篇,中华系列50余篇。参编《白细胞疾病基础理论与临床》、《血液病学》,主译《癌症生物治疗——原理与实践》等专著。

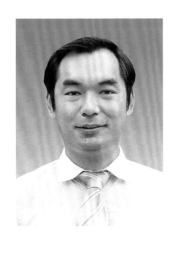

顾兵,男,医学博士,副研究员,硕士生导师,徐州医科大学医学技术学院副院长,徐州医科大学附属医院检验科副主任,美国加州大学洛杉矶分校(UCLA)访问学者,中华医学会检验分会临床微生物学组委员,中华预防医学会感染控制分会青年委员,江苏省免疫学会区域与移植免疫专业委员会副主任委员,江苏省免疫学会青年委员会副主任委员,江苏省医学会检验分会青年委员兼秘书,中华预防医学会感染控制分会"首届中国感控启明星"和"全国百佳感控之星",国家自然科学基金一审专家,AME学术沙龙总负责人,2015年度江苏省科协"首席专家"。2006年8月至2015年3月于南京医科大学第一附属医院检验学部工作,任学部秘书,主要从事临床微生物检验及细菌多重耐药机制研究。2015年4月以学科带头人引进到徐州医科大学医学技术学院及附属医院检验科工作,负责学科建设工作。

担任 *J Antimicrob Chemother*、*Epidemiol Infect*、*PLoS One*、*J Thorac Dis*、*Chin J Cancer Res*、《第二军医大学学报》和《实用医学杂志》等学术期刊审稿专家;主持国家自然科学基金2项,江苏省自然科学基金等省级课题3项;主持中华医学会教育分会和江苏省高等教育学会等教学课题6项。以第一作者或通讯作者发表论文63篇,其中SCI论文22篇、中华级论文12篇。参与编写学术专著及教材25部,其中主编3部,副主编(译)8部。获江苏省卫生厅新技术引进奖一等奖和二等奖各1项、中国人民解放军医疗成果奖三等奖、教育部博士研究生国家奖学金、江苏省优秀硕士论文奖和南京市自然科学优秀论文三等奖等奖项。应邀在国际学术会议上以英文进行大会发言5次,全国性学术会议上讲课50多次,同声传译5次。

主编介绍

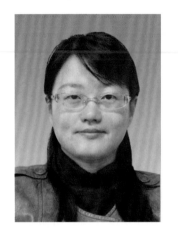

　　张丽霞,女,副主任技师,硕士研究生,南京医科大学第一临床医学院医学检验系血液与体液教研室主任,南京医科大学第一附属医院检验学部临检专业组组长,中华医学会第九届检验分会临床血液体液学组委员。主要从事临床基础检验的临床及教学工作,擅长临床血液学检验工作。以第一作者或通讯作者发表论文 10 余篇,其中 SCI 收录 2 篇,参与 5 本专业书籍的编写工作。主持一项省级院内开放课题和参与多项国家自然科学基金研究。AME 学术沙龙成员,*J Thorac Dis* 审稿专家。

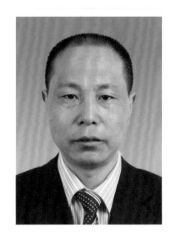

　　张建富,男,副主任技师。从事细胞形态学诊断 30 余年,熟练掌握各种血液病细胞形态学诊断与鉴别理论和操作技能,熟练掌握各种白血病 MICM 诊断的理论知识,能做到理论知识与实践操作有机结合。特别对少见类型、疑难血液病细胞形态学诊断有独到见解,如:骨髓增生异常综合征(MDS)各亚型,尤其是 MDS-RCUD(MDS-RN\MDS-RA\MDS-RARS\MDS-RT)、MDS-RCMD,骨髓增殖性肿瘤(MPN)各亚型,骨髓增殖性肿瘤/骨髓增生异常综合征(MPN/MDS)各亚型,肥大细胞白血病,急性嗜碱细胞白血病,少见和(或)特殊细胞类型的多发性骨髓瘤(MM),淋巴瘤骨髓浸润,淋巴细胞增殖性疾病(LPD)各亚型,噬血细胞综合征,肿瘤骨髓转移,骨髓坏死,戈谢病,尼曼-匹克病等。熟练掌握各种贫血实验室诊断理论和操作,熟练掌握出血、凝血和血栓的理论与操作。担任南京医科大学医学检验专业"临床血液学检验"和诊断学血液专业部分老师,2014 年被授予"南京医科大学优秀带教老师"称号。在国内专业杂志发表论文 10 余篇,2005 年参与主持编写《现代光学超高倍显微镜临床图谱》,任副主编。现任江苏医学会血液学会血液病诊断与技术组副组长,负责江苏省血液学细胞形态学诊断室间质评。

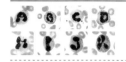

序

　　细胞形态学检验是一门古老而又充满魅力的诊断技术。在现代科技高速发展,"高大上"仪器逐渐取代人工操作的今天,她仍然展示着她的神奇魔力。许多检验人既向往掌握这种魔力,但却又常常望而却步,因为真正的形态学检验专家要靠大量的临床实践和长期的经验总结才能慢慢培养出来。目前的现状是:一些已获得成功的形态学专家熠熠生辉,但在他们的身后,年轻的储备力量了无几人。因此,为了促进形态学检验的发展,写一些专著详细记录专家们走过的艰辛历程和取得的辉煌,写一些专著记录时刻发生在我们身边生动的细胞形态学检验"故事",很有必要。《临床血液检验图谱与案例》、《临床体液检验图谱与案例》、《临床微生物检验图谱与案例》这套系列专著(以下简称《图谱》)是就在这样的情况下应运而生的。这套《图谱》的写作与其他专著不同,她不着重高深理论的介绍,而是采用了一个由临床"故事"引出实战经验的生动活泼方式。每一则"故事"均有各自的主题和"主人公",每一个故事背后均有遇到的困难和解决方案,每一个完美的解决方案背后均有许许多多的专家、教授在注视、在鼓励、在指导,因此每一个故事的内核都是科学的、都是有临床价值的。

　　本书收集了大量各种临床标本中的细胞、结晶、寄生虫和微生物等的镜下图谱,形态真实、清晰,具有典型性和代表性。相信这套书将会成为检验技师、检验医师及临床医师工作和教学的重要参考书。由于该书"故事"性的写作方式,读起来好似"休闲读物"饶有兴致。

　　本套图谱的主编顾兵博士和其他编者都是一些勤奋而又提倡分享知识和经验的年轻学者,他们为了这套图谱,也为了他们年轻学者的梦想而辛勤耕耘,终于实现了这套《图谱》的问世。作为一名检验医学界的老战士,我欣赏年轻学者治学的热情和闯劲,也乐见他们的耕耘能够有所收获。希望这套书能够唤起我们对于形态学检验的重视,促进形态学检验技术的完美继承和不断发展。

丛玉隆

2016 年 1 月

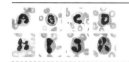 前　言

　　本书是一本既能通过案例了解疾病，又能通过案例掌握形态学的综合性书籍。目前，关于形态图谱的书籍已经出版很多，但是以案例的形式来介绍图谱的书还很少。本书将形态学知识贯穿于案例中，在案例中学习形态学知识，将两者完美结合，更有助于对临床常见病或疑难杂症的深入理解，故本书命名为《临床血液检验图谱与案例》。

　　本书列举的都是临床常见病、多发病及极易误诊、漏诊的疾病，通过生动的案例将疾病贯穿其中，给读者恍然大悟或柳暗花明的感觉；同时配有清晰的图谱，在接触疾病的同时，进一步理解及学习其病理形态学特征，可以说是一本全方位的图谱。与其他图谱类专著不同之处就在于"案例＋图谱＋解析"，做到用一个案例便可全方位了解疾病甚至可以诊断出疾病，对于临床检验人员和临床医护人员都是一本很好的学习材料。

　　本书编写人员不仅包括检验人员，还有临床一线工作的医师及经验丰富的实验室人员，呈现的都是平时最真实的诊疗经验。

　　本书主要内容为：

　　1. 共收录 94 个案例，包括白细胞疾病的所有类型、红细胞疾病和血小板疾病。

　　2. 案例中的图谱主要为显微镜下所见，血液及骨髓的细胞图像为瑞特 - 吉姆萨染色的彩色图像。

　　3. 所有图谱均在其下方有相应的文字说明。各个案例后还配有分析和体会，特殊案例有专家点评。

　　本书中的案例也在提示大家沟通的重要性，不仅检验人员要与医护人员沟通，医护人员与检验人员沟通，有时还需要和患者沟通。沟通之所以必要，是因为在引起检验结果误差的各种因素中，分析前（即检测标本进入实验室之前）的因素占 70% 以上；其次，随着现代临床医学技术的迅猛发展，检验人员和临床医护人员也需要不断更新知识，需要相互交流和沟通；最后，患者机体和所患疾病都有个体化特点，应注意聆听患者倾诉。

　　本图谱可作医学检验工作者及临床医护人员学习参考。由于编者能力和水平有限，不妥之处在所难免，敬请广大专家和读者批评指正。感谢北京协和医院张时民教授提供封面照片！

非常有缘的是,本书的交稿之际,恰逢徐州医学院更名为徐州医科大学。谨以此书献给徐州医科大学,祝愿她不断成长,为中国医学教育事业做出更大的贡献! 本书的编写过程又恰逢主编顾兵从南京转战徐州,同时也将此书献给徐州医科大学的检验专业,祝愿她不断进步、持续发展,在我国检验事业发展的历史上留下徐医的足迹。

顾 兵　张丽霞　张建富

2016 年 3 月

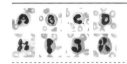

目　录

15

1. 脾肿大为何故

【案例经过】

患者,男,1岁。主诉:发热、消瘦。于外院就诊,查血常规:白细胞计数 8.3×10^9/L,血红蛋白 95.0g/L,血小板计数 110.0×10^9/L,予头孢呋辛静脉滴注抗感染治疗,效果不佳,遂转至我院就诊。入院查体生长正常,浅表淋巴结无肿大,心肺未见异常,腹部稍隆,肝肋下 2cm,脾肋下 3cm,质硬。查血常规:白细胞计数 4.5×10^9/L,血红蛋白 90.0g/L,血小板计数 132.0×10^9/L。骨髓涂片:见尼曼 - 匹克细胞描述(图 1-1~ 图 1-4)。

【形态学检验图谱】

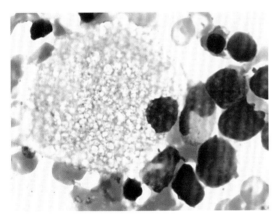

图 1-1　患者骨髓涂片中可见大量尼曼 - 匹克细胞

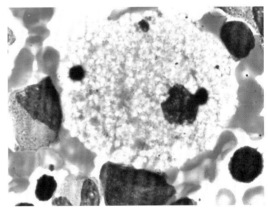

图 1-2　患者骨髓涂片中可见大量尼曼 - 匹克细胞

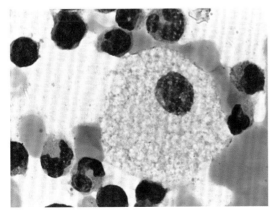

图 1-3　患者骨髓涂片中可见大量尼曼 - 匹克细胞

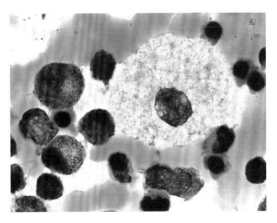

图 1-4　患者骨髓涂片中可见大量尼曼 - 匹克细胞

【分析与体会】

尼曼 - 匹克病（niemaoh-pick disease）又称神经鞘磷脂病，为常染色体隐性遗传病。是因神经鞘磷脂酶缺乏及胆固醇沉积于身体各器官，引起脂质代谢紊乱的一种家族性疾病。在骨髓、肝、脾、淋巴结、肾和中枢神经系统都可见到尼曼 - 匹克细胞，即沉积有大量神经鞘磷脂的巨噬细胞。临床分为三型，即：A 型，又称急性神经病变型，最常见，进展快，主要在婴幼儿中发病，多在 3 岁内死亡；B 型，又称慢性内脏病变型，有 A 型内脏症状而无神经系统表现；C 型，又称慢性成年神经病变型，主要在青少年起病，病状较 A 型轻。本病主要见于幼儿，预后不佳。

尼曼 - 匹克病的实验室检查包括：①红细胞、血红蛋白呈轻度或中度减低；②白细胞数一般正常，可见带空泡的中性粒细胞、淋巴细胞及单核细胞；③血小板数正常或轻度减低；④骨髓有核细胞增生活跃；⑤粒系、红系、巨核系细胞增生均基本正常；⑥骨髓涂片中易见尼曼 - 匹克细胞。该类细胞胞体巨大，直径为 20~100μm，呈圆形或不规则形，胞核较小，偏位，染色质呈网状，可见核仁，胞质量丰富，淡蓝色，有许多大小均匀的空泡，呈蜂窝状，空泡大小基本一致。此病好发于儿童，婴儿型多于 2 岁内死亡，成人型为慢性，最大年龄 68 岁。临床表现为消化系统障碍、贫血、肝脾肿大，有时出血黄疸，可有智力低下。本例患者为婴儿，以发热消瘦为首发表现，体格检查发现肝脾肿大，骨髓涂片发现大量尼曼 - 匹克细胞，可以诊断。

【张建富副主任技师点评】

尼曼 - 匹克病起病大多在婴儿出生第一年内，表现为食欲缺乏，反复腹泻，肝脾进行性肿大，生长障碍，恶病质及神经症状。典型病例预后差，患者一般在 3 岁内死亡。外周血可见中性粒细胞、淋巴细胞与单核细胞，胞质中有空泡。骨髓涂片中找到较多的充满脂质的泡沫细胞，即尼曼 - 匹克细胞，是诊断本病的重要依据。尼曼 - 匹克细胞应与组织细胞相鉴别，组织细胞胞质中可以有空泡，但空泡大小不等，而尼曼 - 匹克细胞胞质中空泡大小基本一致。白细胞及成纤维细胞中神经鞘磷脂酶活性减低可提供准确诊断。

（张建富　王蓉，邮箱：zx230889zx@163.com）

2. 非神经病型的戈谢病

【案例经过】

患者，男，1 岁 7 个月。因发热伴左下肢肿胀，活动受限半年，于外院就诊，以软组织炎，给予激素及消炎药抗感染治疗半月，效果不佳，遂转至我院就诊。入院查血常规：白细胞计数 3.5×10^9/L，血红蛋白 110.0g/L，血小板计数 87.0×10^9/L。骨髓涂片：见戈谢细胞（图 2-1~图 2-4）。查体生长正常，浅表淋巴结无肿大，心肺未见异常，腹部稍隆，肝肋下 2cm，脾右缘距离中线 2cm,左下肢肿胀,伴压痛,活动受限。

【形态学检验图谱】

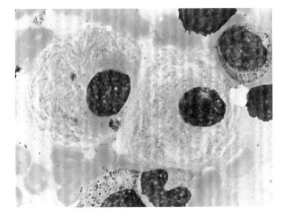

图 2-1　患者骨髓中出现大量戈谢细胞

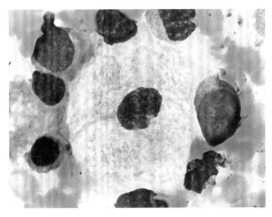

图 2-2　患者骨髓中出现大量戈谢细胞

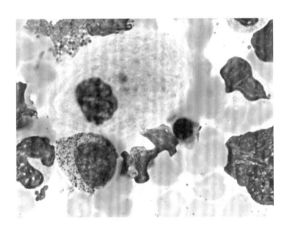

图 2-3　患者骨髓中出现大量戈谢细胞

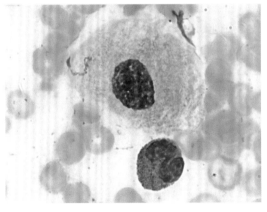

图 2-4　患者骨髓中出现大量戈谢细胞

【分析与体会】

戈谢病(gaueher disease)亦称葡萄糖脑苷脂病,为常染色体隐性遗传,是一种由于 β- 葡萄糖脑苷脂酶缺乏导致葡萄糖脑苷脂在骨髓、肝、脾等处沉积的疾病。因此,骨髓、肝、脾等组织中可见到戈谢细胞,即吞噬、贮积大量 β- 葡萄糖脑苷脂的巨噬细胞。本病有三种临床类型:即急性型,患者多为婴儿,视神经系统病状很突出,故亦称婴儿型或神经病型;亚急性型,患者多为较大儿童,神经系统病变缓慢进展,故又称幼年型;慢性型,患者多为成人,神经系统症状不明显,故亦称为成人型或非神经病型。

戈谢病的实验室检查包括:①红细胞及血红蛋白正常或轻度减低,网织红细胞计数轻度增高或正常;②白细胞大多呈轻度至中度减低,分类正常;③血小板减低可较显著。骨髓的改变可包括:①戈谢细胞的浸润:戈谢细胞实际上就是含有葡萄糖脑苷脂的吞噬细胞,其在骨髓中出现的数量多少不一,如果数量较少,易被忽视,应先用低倍镜或高倍镜检查,见到可疑细胞后再用油镜鉴定。该类细胞体积大,直径为 20~60μm,呈圆形或椭圆形。胞质量丰富,灰蓝色,含有许多波纹状或条纹状纤维特征,呈洋葱皮样,胞核小、偏位,有时有 2 个核。②脾功能亢进的表现:骨髓内红系、粒系及巨核系细胞量增多,示轻度成熟障碍。本病在我国发病率较低,北方多于南方,男女均可发病,0~57 岁均有报道,以 1~4 岁最多,占 62%。临床上以肝脾肿大、全血细胞减少、智力低下、反复癫痫发作和共济失调、骨骼受累为主要表现。本例患者为婴幼儿,以发热、左下肢活动受限为首发表现,查体肝脾肿大,骨髓涂片见到戈谢细胞可以诊断。

【张建富副主任技师点评】

戈谢病临床分为三种类型:Ⅰ型:慢性无神经病变型,儿童与成人均可发病,以学龄前儿童发病较多,起病缓慢,病程长。Ⅱ型:急性神经病变型,于出生后至 18 个月发病,较少见。发病越早,病情进展越快,除肝脾肿大及贫血外,主要为快速进展的神经系统症状。Ⅲ型:亚急性神经病变型,病情介于Ⅰ型与Ⅱ型之间,有脏器肿大,神经系统症状等,与Ⅱ型相似,但发病晚,病情较轻。

根据肝脾肿大、神经系统症状、骨髓涂片找到典型的戈谢细胞及血清酸性磷酸酶增高,可初步诊断该病。进一步确诊应做白细胞或皮肤或纤维细胞的 β- 葡萄糖脑苷脂酶活性测定。排除其他能见到戈谢细胞的疾病,如 CML、MM 及地中海贫血等患者在骨髓中可找到类戈谢细胞,应与该病相鉴别。

(张建富　王蓉,邮箱:zx230889zx@163.com)

3. 以急腹症为首发症状的恶性组织细胞病

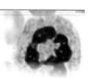

【案例经过】

患者,男,35 岁。主诉:发热 1 个月,腹痛 1 天入院。患者在 1 个月前无明显诱因出现发热,静脉滴注青霉素后自感体温下降未就医。1 天前无明显诱因出现腹痛,伴体温升高。体温 38.5℃,脉搏 82 次 / 分,呼吸 22 次 / 分,血压 110mmHg/70mmHg。血常规:红细胞计数 3.1×10^{12}/L,血红蛋白 106.0g/L,白细胞 0.3×10^9/L;分类 50 个白细胞,中性分叶核粒细胞 32.0%,淋巴细胞 68.0%;血小板 58.0×10^9/L。查体:肝肋下 2cm,脾肋下 4cm。该患者血涂片可见少量中性粒细胞和淋巴细胞,红细胞大小不均,可见畸形红细胞,骨髓有核细胞增生活跃,粒红比例减低(1.2︰1),骨髓涂片内见到大量异常细胞。该类细胞大小相差悬殊,形态奇形怪状,核较大,可见扭曲、凹陷、分岔及异常核分裂象(图 3-1,图 3-2);核染色质较疏松,核仁大而明显(图 3-3,图 3-4),胞质量较多,有的细胞有内外浆及少量粉红色嗜天青颗粒。该颗粒过氧化物酶染色阴性,并可见少量单核细胞(图 3-5)及淋巴样组织细胞。

患者入院 3 天后死亡,结合患者无明显诱因发热、肝脾肿大、白细胞明显减少,中性粒细胞酸性粒酸酶活力消失。骨髓内见到大量异常组织细胞,诊断为恶性组织细胞病(milignant histiocyte disease)。

【形态学检验图谱】

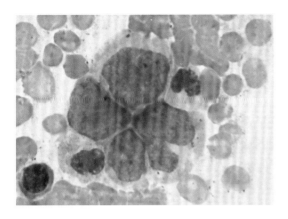

图 3-1　骨髓涂片中的 4 个异常组织细胞,排列呈花瓣状(1000×,瑞特 - 吉姆萨染色)

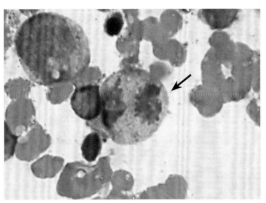

图 3-2　骨髓涂片中的异常组织细胞异常核分裂,左上角为 1 个异常组织细胞(1000×,瑞特 - 吉姆萨染色)

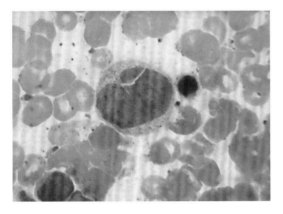

图 3-3　骨髓涂片中的异常组织细胞,有 1 个大而明显的核仁(1000×,瑞特 - 吉姆萨染色)

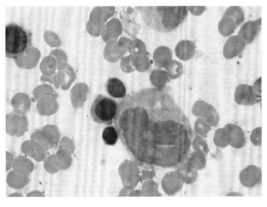

图 3-4　骨髓涂片中有 1 个异常组织细胞,核内有 2 个大而明显的核仁(1000×,瑞特 - 吉姆萨染色)

图 3-5　所示细胞为骨髓涂片中的单核样组织细胞(1000×,瑞特 - 吉姆萨染色)

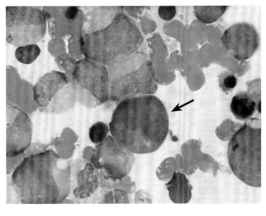

【分析与体会】

恶性组织细胞病(简称恶组)是单核-吞噬细胞系统中的组织细胞呈异常增生的恶性疾病。目前 WHO 把该病划入非霍奇金淋巴瘤。

临床表现:①起病急、高热、畏寒、乏力、多汗、进行性衰竭,有时似伤寒病症状,肥达反应也可阳性,本例以急性急腹症发病;②肝脾明显肿大,有黄疸、出血、皮肤损坏、皮下结节、浆膜腔积液、胃肠梗阻、骨质破坏;③病情凶险,预后不良。本例患者,从入院到死亡仅 3 天时间。总之,高热、衰竭、肝脾肿大、贫血、出血为本病的重要临床休征。

血象特点:①全血细胞进行性减少,尤以中性粒细胞明显,贫血逐渐加重,在涂片尾部有时可见少量异常组织细胞及不典型的单核细胞,偶小出现幼红细胞和幼粒细胞、淋巴细胞相对增多;②血小板数量减少。

骨髓象特点:①骨髓增生正常或增生减低,少数患者可呈增生明显活跃;②骨髓涂片内大多数仍可见各系正常造血细胞,最主要的特点是找到数量不等的多种异常形态的组织细胞,呈散在或成堆分布,特别在涂片的边缘、尾部查找,更易查到典型的病理性恶性组织细胞,由于该细胞浸润或累及骨髓常呈局灶性,对于骨髓检查一时找不到的恶性组织细胞的病例应采取多次、多部位、反复穿刺取材或病理检查,才能获得满意的结果。该细胞按形态不同可分为五型:①异常组织细胞;②多核巨组织细胞;③吞噬样组织细胞;④淋巴样组织细胞;⑤单核样组织细胞,以前两种细胞诊断价值最大。

鉴别诊断:本病应与反应性组织细胞增多症、噬血细胞综合征、恶性淋巴瘤相鉴别。

(宋国良,邮箱:qthsgl@126.com)

4. 多变的有核红细胞

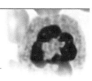

【案例经过】

患者,男,79 岁。主诉:头晕、乏力。于当地医院就诊,血常规示:白细胞计数 4.1×10^9/L,血红蛋白 86.0g/L,血小板计数 99.0×10^9/L,未予以重视。自觉乏力加重,于 2014 年 6 月 1 日至我院查骨髓。骨髓细胞学:骨髓增生明显活跃,粒系 37.5%;红系增生明显活跃,有核红细胞可见巨幼样变,双核、三核、多核、大小核、花瓣核、Howell-Jolly 小体、嗜碱性点彩等畸形(图 4-1~ 图 4-4),成熟红细胞大小不一,可见大红细胞。铁染色:外铁:(++);胞内铁阳性率 88.0%,其中 I 型占 14.0%,II 型占 9.0%,III 型占 28.0%,IV 型占 37.0%,其中环形铁粒幼红细胞占 7.0%。提示:骨髓增生异常综合征——难治性贫血(MDS-RA)。给予输血对症支持治疗。

【形态学检验图谱】

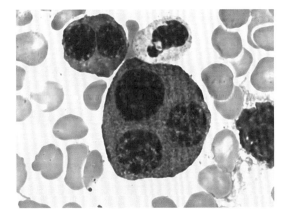

图 4-1　患者骨髓中出现奇数核的有核红细胞

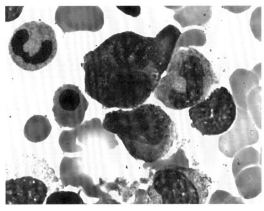

图 4-2　患者骨髓中出现奇数核的有核红细胞

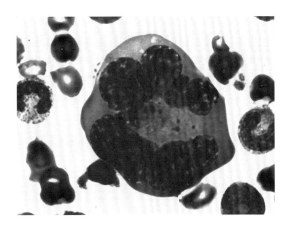

图 4-3　患者骨髓中多核有核红细胞

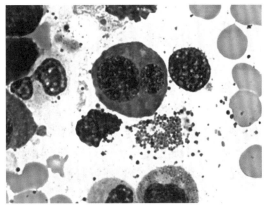

图 4-4　患者骨髓中出现大小核的有核红细胞

【分析与体会】

　　MDS-RA 主要见于老年人,无明显性别差异。外周血成熟红细胞为正色素性或大细胞正色素性,红细胞大小不等,可见大红细胞,出现巨红细胞对本病有鉴别诊断意义。原始细胞罕见(<1.0%),中性粒细胞和血小板数量一般正常,也可见中性粒细胞或血小板减少。骨髓涂片中骨髓幼红细胞减少至显著增多,可见奇数核,核内桥连,大小核,核出芽,核碎裂等病态有核红。红系病态≥本系 10%。粒系及巨核系通常无明显异常。过碘酸染色有核红呈现弥散性或颗粒状阳性。骨髓活检:常因红系前体细胞增生所致骨髓增生活跃,也可表现为增生正常或低下。本例患者为老年男性,以贫血为主要临床表现,白细胞及血小板计数大致正常。骨髓涂片上主要表现为红系的病态造血,粒系与巨核系形态大致正常。环形铁粒细胞应 <15%。若环形铁粒幼细胞≥15%,应诊断为 MDS-RARS。MDS-RA 的诊断标准为:①贫血血红蛋白 <100.0g/L;②外周血原始细胞 <1.0%,骨髓原始细胞 <5.0%;③发育异常的红≥10%,红系病态造血包括可见奇数核,核内桥连,大小核,Howell-Jolly 小体等。骨髓铁

染色环形铁粒幼细胞(<15%)。50%的RA患者具有细胞遗传学异常。RA常见的染色体包括del(20q)、+8、5和(或)7号染色体的异常。

(张建富　王蓉，邮箱：zx230889zx@163.com)

5. 小痔疮大疾病

【案例经过】

　　患者，男，53岁，既往体健。2012年5月26日因手术前查血常规发现白细胞减少。查血常规：血红蛋白122.0g/L，白细胞$1.7×10^9$/L，中性粒细胞比例35.0%，血小板计数$130.0×10^9$/L。骨髓细胞学：粒细胞系增生，原粒2.0%，体积较小；部分粒细胞可见核质发育不平衡，假P-H核畸形，双核粒细胞，巨幼样改变，空泡；形态异常细胞比例16.0%。红细胞系统、巨核细胞系统均正常。染色体示正常核型。诊断为MDS-RN型。予粒细胞刺激因子升白细胞后，白细胞升高后出院。出院后间断服用升白细胞药物，白细胞一直维持在$1.5~2.3×10^9$/L，并多次复查骨髓细胞学示粒系病态造血，原粒均小于5.0%。2015年3月12日患者血常规示：红细胞计数$2.8×10^{12}$/L，血红蛋白101.0g/L，白细胞计数$1.6×10^9$/L，中性粒细胞计数$0.3×10^9$/L，血小板计数$98.0×10^9$/L；骨髓细胞学示：增生活跃，原始粒细胞2.5%；粒系比例偏低，可见核质发育不平衡(图5-1)，假P-H核畸形(图5-2)，双核粒细胞(图5-3，图5-4)，巨幼样改变，空泡，形态异常细胞比例18.0%；红系比例偏高，可见巨幼样变，形态异常比例约12.0%；可见单圆核、多圆核和多分叶巨核细胞。提示MDS-RCMD型，染色体核型：47，XY，+8［3］/46，XY［15］。

【形态学检验图谱】

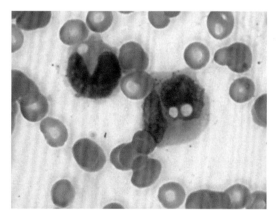

图5-1　骨髓涂片见核质发育不平衡

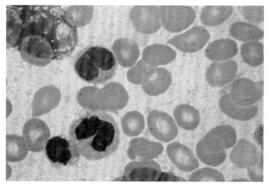

图5-2　骨髓涂片见假P-H核畸形

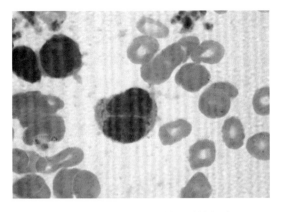

图 5-3　骨髓涂片见双核早幼粒细胞

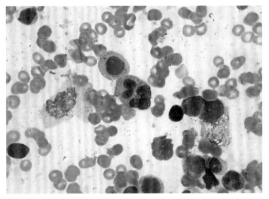

图 5-4　骨髓涂片见双核粒细胞

【分析与体会】

骨髓增生异常综合征(myelodysplastic syndromes，MDS)一直是骨髓细胞形态学的一个难点，2008 年 WHO 骨髓增生异常综合征的分型标准又增加了难治性中性粒细胞减少型(MDS-RN)。本型国内鲜有报道，患者中性粒细胞减少难以用其他疾病解释，而骨髓中粒系的病态造血(核浆发育不平衡，假 P-H 核畸形，双核粒细胞，巨幼样改变，空泡，颗粒减少等)又比较典型，升白细胞药物治疗效果不佳。本例患者 2015 年 3 月血常规示全血细胞减少：红细胞计数 2.8×10^{12}/L；血红蛋白 101.0g/L；白细胞计数 1.6×10^{9}/L；中性粒细胞计数 0.3×10^{9}/L；血小板计数 98.0×10^{9}/L。骨髓细胞学示：提示 MDS-RCMD 型。染色体核型：47，XY，+8 [3]/46，XY[15]，证明了诊断初期(MDS-RN)的正确性。

MDS-RN 实属少见，异常粒细胞形态学改变是诊断该病的要点，形态学改变特点：胞体大、核低分叶(假 P-H 异常)、核出芽、核畸形、核巨幼样变、不规则过多分叶、颗粒减少、无颗粒、Auer 小体。

(鹿群先，邮箱：545888962@qq.com)

6. 花瓣核(三核)

【案例经过】

患者，男，79 岁，因"头晕、乏力 1 年余，左股骨疼痛 1 周余"入院。患者 1 年前因头晕、乏力在当地医院检查发现血红蛋白 86.0g/L。骨髓细胞学：骨髓增生明显活跃，粒系占 37.5%；红系增生明显活跃，幼红细胞可见轻度巨幼样变、双核、花瓣核、Howell-Jolly 小体，嗜碱性点彩等畸形，成熟红细胞大小不一，偶见小巨核细胞。铁染色：外铁(++)；内铁 65.0%，其中环形铁粒幼红细胞占 17.0%。诊断提示：MDS-RARS。给予输血对症支持治疗，为进一步诊治收入我院，骨髓细胞学提示增生活跃，粒系占 50.4%，红系占 43.2%，粒：红 =1.17：1，粒系增生活跃,杆状核、分叶核比例减低,各阶段细胞形态大致正常。红系增生活跃,中晚幼红比例增高,偶见母子核、三核(图6-1,图6-2)、多核、核内桥联及巨幼红细胞。成熟红形态大致正常,可见大红细胞(图6-3)。淋巴细胞比例减低,形态大致正常。阅全片见巨核细胞65个,分类25个,其中幼巨3个,颗粒巨10个,产板巨10个,裸核巨2个,阅片可见单圆、多圆核巨核细胞。血小板成簇可见。组化:铁染色:胞外铁(++),胞内铁阳性率88.0%(图6-4),其中Ⅰ型占14.0%,Ⅱ型占9.0%,Ⅲ型占28.0%,Ⅳ型占37.0%。环铁占48.0%。诊断为RARS,IPSS积分为低危,暂不需要化疗。

【形态学检验图谱】

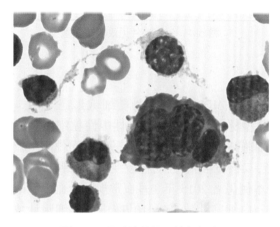

图6-1　骨髓涂片见三核红细胞

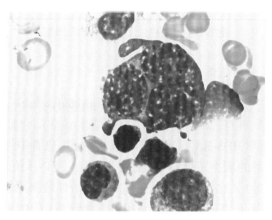

图6-2　骨髓涂片见三核红细胞

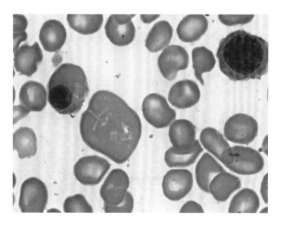

图6-3　骨髓涂片见大红细胞

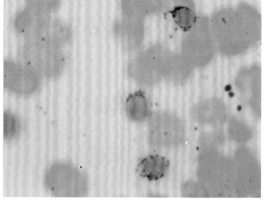

图6-4　骨髓涂片细胞内铁染色可见环状铁粒幼红细胞

【分析与体会】

1. MDS-RARS临床表现、外周血常规、骨髓细胞学与MDS-RA均一致。
2. 组化铁染色,MDS-RARS环状铁粒幼红细胞≥15%,而MDS-RA<15%。

(张建富　王蓉,邮箱:zx230889zx@163.com)

7. 难治性贫血需警惕

【案例经过】

患者,男,63岁,主诉:无诱因乏力、活动后气喘、胸闷1个月,无胸痛、发热。血常规:白细胞计数 3.5×10^9/L,血红蛋白 60.0g/L,血小板计数 82.0×10^9/L。骨髓形态:骨髓增生极度活跃,外铁(+),铁粒幼细胞 57.0%,环铁 10.0%;骨髓病理未见异常;染色体 46,XY[15]。经输血支持治疗后好转出院,口服速力菲、甲钴胺、叶酸等药物,但随访贫血仍进行性加重,并再出现活动后气喘、胸闷,血红蛋白 60.0~80.0g/L,后未系统治疗。半年后再复查骨髓形态:骨髓增生活跃,粒系占 65.0%,红系 23.5%,粒红比 2.7∶1;粒系增生活跃,各阶段比值大致正常,见双核晚幼粒;红系增生活跃,以中晚幼红细胞为主,见巨幼样变、核出芽等;淋巴细胞占6.5%,形态正常,环片1周见巨核细胞10个,其中未见产板巨核细胞,血小板散在少见,可见单圆核巨核细胞;铁染色:外铁(+),内铁阳性率 68.0%,环铁 11.0%(图7-1~图7-6)。结论:RCMD。骨髓细胞免疫分型示:幼稚细胞占总细胞的 3.9%,CD7⁻,CD13 6.9%,CD33 42.2%,CD34 9.0%,HLA-DR 85.0%,CD15 8.8%,CD14⁻。

【形态学检验图谱】

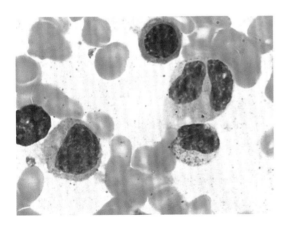

图 7-1　骨髓涂片见双核晚幼粒,及粒系胞质内颗粒减少或缺如

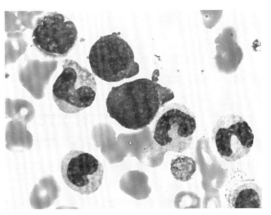

图 7-2　骨髓涂片见成双出现的小原始粒细胞

11

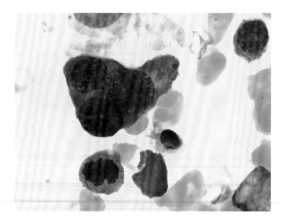

图 7-3　骨髓涂片见奇数核有核红细胞

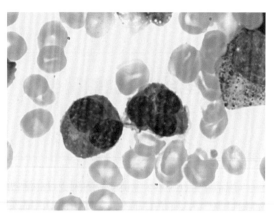

图 7-4　骨髓涂片见红系细胞内出现核内桥联现象

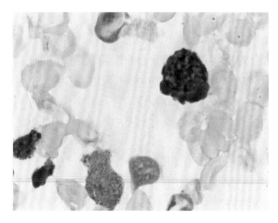

图 7-5　骨髓涂片见 PAS 染色有核红出现阳性

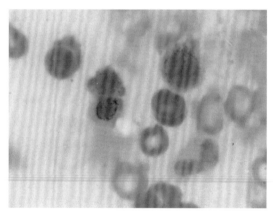

图 7-6　骨髓涂片见环形铁幼粒细胞

【分析与体会】

　　难治性血细胞减少伴多系发育异常(refractory cytopenia with multilineage dyspla,RCMD)是 MDS 伴有 2 系及 2 系以上血细胞减少。外周血两系或多系细胞减少,原始细胞 <1%,红细胞大小不等,可见大红细胞及巨大红细胞,粒系表现为核分叶减少,或分叶过多,核固缩,类 pelger-huet 畸形核,胞质内颗粒减少。在骨髓中原始细胞 <5%,可见两系及以上显著的病态造血,并且大于本系 10%。骨髓铁染色增高及出现环形铁粒幼细胞,按 2008 年 WHO MDS 诊断标准,环形铁粒幼红细胞 <15%,均只能诊断 MDS-RCMD。外周血单核细胞小于 1×10^9/L。若外周血单核细胞大于 1×10^9/L,应考虑 MPN/MDS 综合征中 CMML 诊断。骨髓活检,可见 ALIP 现象,"热点"现象和发育异常的巨核细胞(淋巴样小巨核,单圆核巨核及多圆核巨核等病态)。本例患者为老年男性,以三系减少为主要表现,骨髓中出现两系造血。在所有病态造血中粒系以小原始粒细胞及小原始粒细胞成双出现,红系以奇数核及核内桥连最有诊断价值。50% 的 RCMD 患者具有细胞遗传学异常。RA 常见的染色体包括 del(20q),+8,-5,del(5q),-7 及复杂核型等。

(张建富　王蓉,邮箱:zx230889zx@163.com)

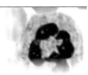

8. 出双入对的原始细胞

【案例经过】

患者,男,47岁。主诉:头晕、乏力、胸闷、气喘半年余,伴肩关节、四肢大关节疼痛,活动后加重,症状渐加重,遂至医院就诊。血常规:白细胞计数 1.0×10^9/L,中性粒细胞 0.3×10^9/L,血红蛋白 80.0g/L,血小板计数 85.0×10^9/L。抗人球蛋白试验阴性。骨髓细胞学:增生明显活跃,中幼粒可见核浆发育不平衡,考虑 MDS-U(图 8-1~ 图 8-5);骨髓活检示:MDS;染色体示:46,XY,del(7)(p11),del(12)(p12)[9]/46,XY[1]。用皮下注射小剂量地西他滨治疗。

【形态学检验图谱】

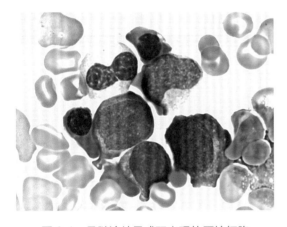

图 8-1 骨髓涂片见成双出现的原始细胞

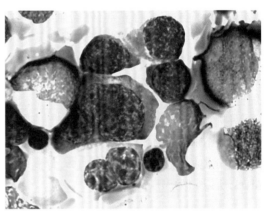

图 8-2 骨髓涂片见红系大小核

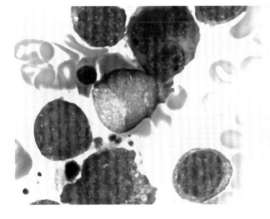

图 8-3 骨髓涂片见红系出现奇数核

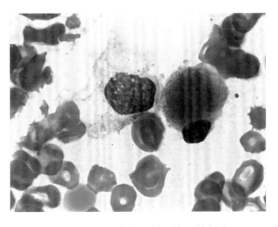

图 8-4 骨髓涂片见单圆核巨核细胞

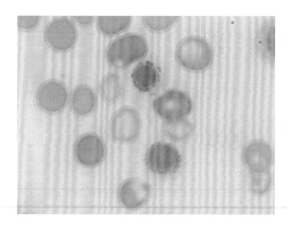

图 8-5　骨髓涂片见环形铁粒幼红细胞

【分析与体会】

　　骨髓增生异常综合征无法分类型（myelodysplastic syndrome, unclassifiable, MDS-U）是指具有 MDS 血细胞发育异常，外周血或骨髓原始细胞不增加，而归类困难者。骨髓细胞无重现性细胞遗传学异常，但临床表现与其他 MDS 相似，以老年患者居多。此类患者常是疾病发展的过渡期，应定期随访，随时调整诊断。

　　诊断标准：①外周血为 1% 的 RCUD 或 RCMD 患者，因归于 MDS-U；② MDS-RCUD 外周血只能有 1 系，最多 2 系血细胞减少，如全血细胞减少，因归于 MDS-U；③持续血细胞减少，外周血原始细胞 <1%，骨髓原始细胞 <5%，一系或一系以上细胞发育异常 <10%，且具有疑诊为 MDS 的细胞遗传学异常者归入该类型中。本例患者为中年男性，以三系减少为主要表现，分类外周血原始细胞占 1%，骨髓中三系均有病态造血现象，而不足与诊断任何其他 MDS，所以归为 MDS-U。

（张建富　王蓉，邮箱:zx230889zx@163.com）

9. 乏力头昏后的病态造血

【案例经过】

　　患者女性，54 岁，主诉:乏力、头昏半年余。患者半年前无明显诱因出现乏力、头昏，活动后加重，查体:贫血貌，无黄疸和脾肿大，至我院诊治。血常规:白细胞计数 0.6 × 10⁹/L，中性粒细胞 0.4 × 10⁹/L，血红蛋白 44.0g/L，血小板计数 23.0 × 10⁹/L；骨髓细胞学:骨髓三系可见病态造血，骨髓可见小巨核细胞，考虑为 MDS-RAEB-Ⅰ；骨髓病理:骨髓组织增生明显活跃，脂肪组织减少,粒细胞系增生明显活跃,原始、幼稚粒细胞散在多见,红系增生,巨核系增生,明确诊断为 MDS-RCMD。给予对症支持治疗。1 个月后乏力加重,皮肤出现瘀点、瘀斑,血常规:白细胞 1.6×10^9/L,血红蛋白 63.0g/L,血小板 6.0×10^9/L;外周血原始细胞 4.0%。骨髓检查:增生活跃,原始细胞占 7.6%,易见成双原粒细胞(图 9-1~ 图 9-3)。免疫组化:POX:原始细胞阳性率 8.0%,积 15 分。铁染色:外铁(++);内铁阳性率 88.0%,其中 I 型占 31.0%,II型占 20.0%,III 型占 20.0%,IV 型占 17.0%。环铁占 29.0%。NAP:患者阳性率 3.0%,积 3 分。对照阳性率 91.0%,积 301 分。PAS:原幼细胞为阴性。骨髓活检:骨髓增生极度活跃(90.0%),原幼细胞比例增高,易见幼稚前体细胞异常定位(图 9-4)。纤维组织小灶增生。网状纤维染色(++)。组化:CD34:散在小簇(+),MPO:粒细胞(+),CD235a:有核红(+),CD42b:巨核细胞(+),CD68:散在小簇(+),CD3:散在小簇(+),CD20:散在(+),该患者诊断为 MDS-RAEB-I。

【形态学检验图谱】

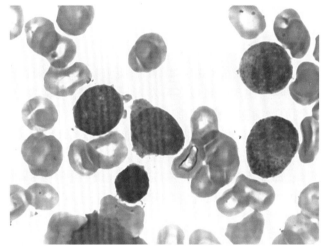

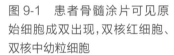
图 9-1 患者骨髓涂片可见原始细胞成双出现,双核红细胞、双核中幼粒细胞

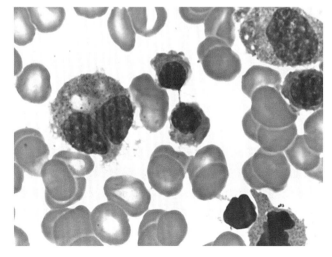

图 9-2 患者骨髓涂片可见原始细胞成双出现,双核红细胞、双核中幼粒细胞

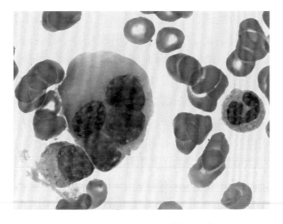

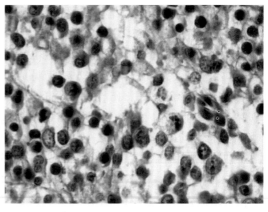

图 9-3　患者骨髓涂片可见原始细胞成双出现,双核红细胞、双核中幼粒细胞　图 9-4　骨髓活检涂片易见幼稚前体细胞异常定位

【分析与体会】

从血常规看,RAEB-I患者血细胞减少,原始细胞 <5%,无 Auer 小体,单核细胞 <1 × 10⁹/L。骨髓象中,出现一系或多系发育异常,原始细胞为 5%~9%,无 Auer 小体,必须行组化检查,证明原始细胞为髓系细胞。

MDS 的诊断主要根据骨髓细胞形态学检查,骨髓活检组织学检查可作为诊断的辅助依据。除病态造血外,骨小梁旁区或小梁间区可出现 3~5 个原始及幼稚粒细胞聚集成簇的现象,即幼稚前体细胞异常定位(ALIP),全片中 3 个以上的部位出现上述现象才能认为是 ALIP。ALIP 阳性患者白血病转化率高,生存期短。

（张建富　王蓉,邮箱:zx230889zx@163.com）

10. 祸不单行

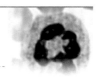

【案例经过】

患者,男性,81 岁。主诉:血小板减少 1 年余。患者 1 年前体检血常规:白细胞计数 3.7 × 10⁹/L,血红蛋白 149.0g/L,血小板计数 60.0 × 10⁹/L。骨髓象:粒系、红系、巨核系增生减低,血小板散在少见,小簇可见。未特殊治疗。1 年后复查血常规:白细胞减少,外周血可见幼稚粒细胞,原始粒细胞占 6.0%,收住入院。骨髓细胞学:粒系增生尚活跃,分叶核比例增高,原始细胞占 13.2%,在片尾可见成堆原始细胞;红系增生减低,中晚幼红比例减低,形态大致正常。阅片可见成堆幼红细胞,成熟红细胞形态大致正常;可见小巨核、单圆核巨核细胞(图 10-1),血小板散在可见。细胞化学:POX:原始细胞阳性率 17.0%,积 31 分。铁染色:胞外铁(++);胞内铁阳性率 81.0%,未见环形铁粒幼红细胞。NAP:患者阳性率 7.0%,积 11 分;

对照阳性率 91.0%,积 301 分。PAS:原幼细胞为阴性,有核红阳性。诊断 MDS-RAEB-Ⅱ。骨髓流式细胞检查:原始细胞占 6.2%,表达髓系相关标记,伴有 CD5$^+$ 和 CD7$^+$。予地西他滨去甲基化治疗。

【形态学检验图谱】

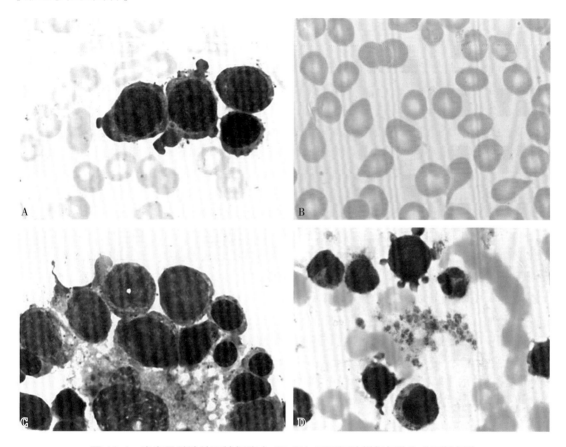

图 10-1　患者骨髓涂片原始细胞占 10.0%,可见泪滴样红细胞和小巨核细胞

【分析与体会】

1. 从血常规看,RAEB-Ⅱ患者血细胞减少,原始细胞为 5%~19%,有或无 Auer 小体,单核细胞 <1×10^9/L;骨髓涂片中,出现一系或多系发育异常,原始细胞为 10%~19%,有或无 Auer 小体。

2. 血涂片和(或)骨髓涂片中见 Auer 小体,无论原始细胞比例是多少,只要原始细胞 <20%,均可诊断 MDS-RAEB-Ⅱ。

【张建富副主任技师点评】

1. MDS 的诊断(特别是 MDS-RA、MDS-RN、MDS-RT 及 MDS-RCMD)能否成立,关键看是否正确掌握了粒系、红系、巨核系病态造血细胞形态学特征,只有充分掌握各系病态造血细胞形态学特征,才能正确把握 MDS 的诊断精髓。

2. MDS 诊断建议采用维也纳标准,分型建议以 2008 年 WHO 为准。

3. 原始粒细胞Ⅰ型、Ⅱ型及早幼粒的辨别,切不可混淆,原始粒细胞Ⅰ型为典型原始粒细胞,胞质中无颗粒。原始粒细胞Ⅱ型,形态与原始粒细胞Ⅰ型相似,仅在胞质中有少量细小紫红色颗粒。早幼粒胞体较原始粒细胞大,胞质量较多,胞质中有大小不等,较多紫红色颗粒,核周有明显高尔基区。因为 MDS 的诊断要求原始粒细胞Ⅰ型 +Ⅱ型 <20%(ANC)。若原始粒细胞Ⅰ型 +Ⅱ型≥20%,原则诊断 AML。如果将部分原粒划入早幼粒,或将早幼粒划入原粒Ⅱ型,将造成诊断混淆。

4. MDS 各亚型中原始细胞胞体均较小,类似原幼淋巴细胞,又称小原始粒细胞。骨髓中发现小原始粒细胞及小原始粒细胞成双出现,对于 MDS-RA、MDS-RN、MDS-RT、MDS-RCMD 的诊断有重要价值。特别在诊断 MDS-RAEB-Ⅰ和 MDS-RAEB-Ⅱ型时,一定行 POX 染色,如 POX 染色原始细胞阳性率≥3%,可肯定 MDS-RAEB-Ⅰ和 MDS-RAEB-Ⅱ;反之,POX 染色原始细胞阳性率 <3% 或阴性,诊断 MDS-RAEB-Ⅰ和 MDS-RAEB-Ⅱ应当小心,此时,必须行免疫分型检查,以证实原始细胞为髓系方可诊断。若为淋系可能为淋巴瘤骨髓浸润。因为 MDS 中的原始细胞必须为髓系细胞。所以,诊断 MDS 必须做 POX,以判定原始细胞性质。

5. 骨髓全核细胞计数,若有核红≥50%,若原始粒细胞Ⅰ型 +Ⅱ型的比例一定要非红细胞计数(NEC),如果原始粒细胞Ⅰ型 +Ⅱ型≥20%(NEC),可诊断 ANLL-M6。如果原始粒细胞Ⅰ型 +Ⅱ型 <20%(NEC),仍诊断为 MDS,当落入 MDS 后,原始粒细胞Ⅰ型 +Ⅱ型的比例应以全核计数为准来划分 MDS 亚型,切忌以 NEC 原始粒细胞Ⅰ型 +Ⅱ型的比例作为划分 MDS 亚型的依据。若有核红 <50%,原始粒细胞Ⅰ型 +Ⅱ型不做 NEC,此时,原始粒细胞Ⅰ型 +Ⅱ型的比例为划分 MDS 亚型的依据。

6. MDS 转归,MDS 各亚型之间可以有联系,也可以无任何联系。可发生转化,也可以不转化,有可能停滞于某一亚型,或在某一亚型死亡。如果发生转化,应是 MDS-RA、MDS-RARS、MDS-RN 和 MDS-RT 转为 MDS-RCMD、MDS-RAEB-Ⅰ、MDS-RAEB-Ⅱ和 AML 某一亚型。少部分患者可见由 MDS-RA 转为 MDS-RCMD,第二次转为 MDS-RAEB-Ⅰ,第三次 MDS-RAEB-Ⅱ,最后 AML。但大部分患者转化并不是连续的,是跳跃的。

(张建富　王蓉,邮箱:zx230889zx@163.com)

11. 警惕环境污染引起的血液病

【案例经过】

患者,女,71 岁。主诉:头晕、乏力、食欲减低半月余。无发热、咳嗽,睡眠时伴有口腔分泌物,为白色黏液样。血常规:白细胞计数 153.6×10⁹/L,中性粒细胞 94.9%,淋巴细胞 3.9%,血红蛋白 101.0g/L,血小板 27.0×10⁹/L。其他异常指标有:GLU 8.9mmol/L,URIC 589.0μmol/L,LDH 1015.0U/L。B 超检查脾脏肿大。骨髓检查见图 11-1~ 图 11-4。流式细胞术行免疫表型提示成熟阶段细胞抗原表达,骨髓分子遗传学 *BCR-ABL* 融合基因阴性,染色体核型正常。

给予羟基脲、高三尖杉酯碱等治疗,3 天后复查血常规:白细胞计数 100.8×10^9/L,中性粒细胞 93.9%,淋巴细胞 5.2%,血红蛋白 88.0g/L,血小板计数 18.0×10^9/L。经多院会诊结果与我院一致,诊断意见为骨髓增生异常 / 骨髓增殖性疾病(MDS/MPD)。

【形态学检验图谱】

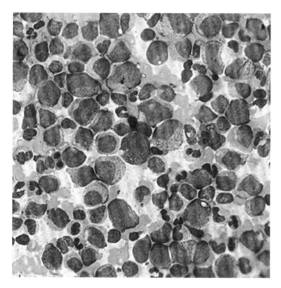

图 11-1 患者骨髓有核细胞增生极度活跃(400×)

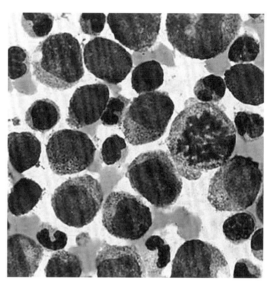

图 11-2 患者骨髓有核细胞增生以粒系为主(中晚幼粒细胞,1000×)

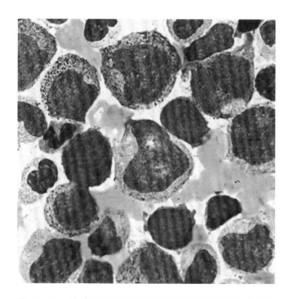

图 11-3 患者骨髓有核细胞增生以粒系为主(中晚幼粒细胞,1000×)

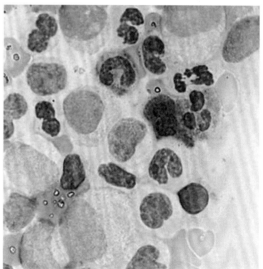

图 11-4 骨髓中成熟中性粒细胞 NAP 积分 48 分(红色颗粒为阳性表达,1000×)

【分析与体会】

在病程发展中,为什么这么短时间患者血常规会有这么大的变化,一直在追问患者在近1个月里有没有服用或接触特别的东西,患者回忆起大概在1个月前,她采了一种野菜分3次吃完。但患者认为她们从小在吃这种野菜,绝对不会有毒。家属根据患者母亲提供的地址采来野菜,让母亲确认无误后,拿到药科所请专家鉴定,认为该种野菜本身确实无毒,但专家提醒会不会是野菜被污染了?于是家属做了个实验:买来2只鸽子,1只鸽子吃野菜,1只鸽子吃粮食。第二天早上发现吃野菜的鸽子精神萎靡不振,到晚上就死掉了;而另一只鸽子却正常生存,说明野菜确实有问题。家属实地调查发现野菜生长附近100m处的有一家洗车店。野菜长期受含有大量重金属、化学物质、机油的有毒物质污染,患者恶性血液病的罪魁祸首可能是这洗车废液积起来的毒物所致。

造血系统恶性血液病,是一组高度异质性、病变细胞呈现异常增生或伴分化成熟障碍,形态功能及数量上出现异常改变,对人体危害大,死亡率高的一类恶性疾病。引起恶性血液病的原因很多,有遗传、环境污染、核辐射和感染等,我们的这个案例是因环境污染引起。随着工业的发展,环境污染日益加重(工业污染,新房装修,汽车尾气排放增多),包括白血病在内的血液病发病率呈逐年增高趋势。本病例经瑞金医院治疗,诊断为骨髓增生异常/骨髓增殖性重叠综合征(MDS/MPD)。1997年WHO将髓系肿瘤分为骨髓增殖性疾病(MPD)、骨髓增生异常综合征(MDS)、骨髓增生异常/骨髓增殖性疾病(MDS/MPD)、急性髓系白血病(AML)。鉴于WHO已将MDS/MPD作为一种独立性疾病,了解熟悉该类型的特点,对鉴别MDS、MPD、CML甚至再生障碍性贫血等都有重要诊断价值。MDS/MPD是一种临床、实验和形态兼有MDS和MPD重叠表现的髓系恶性克隆性疾病,其特征:既有MDS特征的病态造血,又有MPD一系以上的细胞增多,外周血与骨髓中原始细胞<20%,无Ph染色体和*BCR*基因重排,有或无肝脾淋巴结肿大。

环境污染是一个可以上升到很高层次的问题,对于工业发展的不良反应——环境破坏及污染,该制定及完善的制度一定要狠抓落实。每位公民应增强环保和宣教意识,不然犯了大错都不清楚所以然。在沿海发达省份的郊区,因为工业污染,继而引发的群体事件时有发生,老百姓对于身体健康的期待是来自于最基本的生存需求!

(吴巧萍　王峰,邮箱:452323929@qq.com)

12. 急性髓细胞白血病微分化型

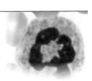

【案例经过】

患者,男,31岁。主诉:乏力、面色发黄,伴发热半个月。1周后自感面容逐渐消瘦,上楼劳累,伴头晕和乏力加重,外院查血常规:白细胞计数 15.1×10^9/L,血红蛋白45.2g/L,血小板计数 136.0×10^9/L,外周血涂片镜下可见大量幼稚细胞,并于当日输注红细胞200ml,为进一步治疗转到我院。骨髓细胞学：骨髓增生极度活跃，原始细胞占 94.8%，POX 阴性（图 12-1~图 12-4）。原始细胞表达 CD34、CD38、CD117、CD13、CD33、HLA-DR，cMPO 为弱阳性。综合形态和免疫学结果，诊断 AML-M0，行 IA 方案化疗。化疗结束后，骨髓恢复良好，复查骨髓未见原始细胞，准予出院。

【形态学检验图谱】

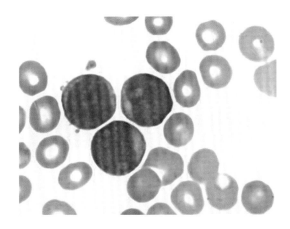

图 12-1　患者骨髓中出现大量原始细胞

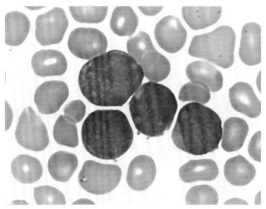

图 12-2　患者骨髓中出现大量原始细胞

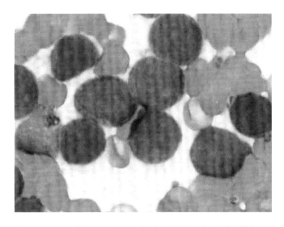

图 12-3　原始细胞 PAS 染色呈弱阳性，弥散粉红色

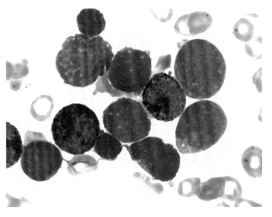

图 12-4　原始细胞 POX 呈阴性

【分析与体会】

急性髓细胞白血病微分化型（AML-M0），若是通过细胞形态学和细胞化学染色检查没有髓细胞分化的证据，髓系分化的特征只有通过免疫标志检测和超微结构细胞化学检查协助诊断。超微细胞组化和免疫表型对鉴定此类 AML 显得尤为重要。该类白血病在 AML 中占 2%~3%，多见于老年人，肝、脾、淋巴结肿大不明显。骨髓中原始细胞≥20%，该原始细胞胞体较小，胞质量较少，无颗粒，亦可透明，核呈圆形，核仁明显，无 Auer 小体。POX 及 SBB 染色为阴性或阳性率 <3%，PAS 及特异性酯酶染色呈阴性或弱阳性。免疫分型在 AML-M0 的诊断中有着重要的价值，多数病例表达 CD34、CD38、HLA-DR 等早期造血细胞标志，缺乏粒

单细胞成熟相关的标记如 CD15、CD14、CD11b 等。原始细胞经常表达 CD13 和 CD117。一半以上的病例表达 CD33。部分原始细胞 MPO 表达为阳性。不表达 T、B 淋巴细胞限制性胞内抗原如 cCD3、cCD79a、cCD22。50% 病例表达 TdT,40% 病例表达 CD7。但其他淋巴细胞相关标志很少表达。细胞遗传学改变主要为非平衡异常,主要累及 5、7、8、11 号染色体,其预后较差,生存期短。此类白血病,因原始细胞形态似淋系原始细胞,POX 及 SBB 染色均为阴性或阳性率 <3%,易误诊为 ALL 中的 L2 或 L1 型,必须从细胞形态、组织化学染色和免疫分型多方面分析才能够明确诊断。

(张建富　王蓉,邮箱:zx230889zx@163.com)

13. 火锅后的白血病

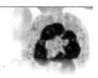

【案例经过】

患者,男,20 岁。主诉:牙龈肿胀 10 天,间断发热 1 周。10 天前吃火锅后出现牙龈肿痛,至当地医院就诊,使用甲硝唑、罗红霉素及外用药膏治疗,效果不佳。自觉间断发热,常于夜间发热,未予特殊处理。至我院就诊,查血常规:白细胞计数 231.5×10^9/L,血红蛋白 71.0g/L,血小板计数 26.0×10^9/L。外周血涂片:白细胞总数明显增高,分类原始细胞占 99.0%。入院检查:骨髓细胞学:原始粒细胞占 91.6%(图 13-1~ 图 13-3);POX:原始细胞阳性率 13.0%,积 27 分(图 13-4,图 13-5);PAS:原始细胞阳性率 100%,积 152 分,诊断 AML-M1。免疫分型:原始细胞表达 CD34:93.7%、CD117:99.8%、CD13:98.6%、CD33:96.4%、HLA-DR:97.2%。染色体:46,XY [20],诊断 AML-M1。予地西他滨 +FLAG 方案化疗。

【细胞形态图谱】

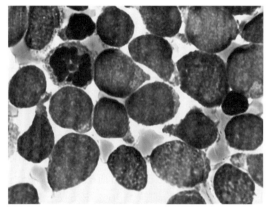

图 13-1　骨髓中大量原始粒细胞,此类细胞中等大小,胞质量中等,呈淡蓝色,胞核呈圆形或椭圆形,核染色体细砂状样,核仁 2~4 个,清晰可见

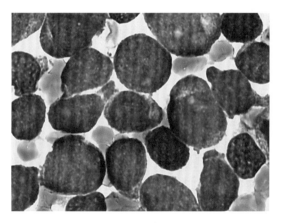

图 13-2　骨髓中大量原始粒细胞

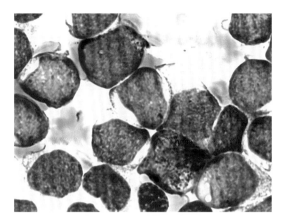

图 13-3　骨髓中大量原始粒细胞

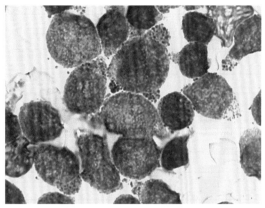

图 13-4　POX 原始细胞呈阳性

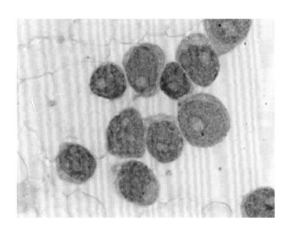

图 13-5　POX 原始细胞呈阴性

【分析与体会】

　　急性髓细胞白血病未成熟型（AML-M1）：骨髓中存在高比例原始细胞且不存在向更加成熟的粒细胞成熟的证据。在 AML 中占 4%~10%。大部分患者起病急，病情进展快，来势凶险，可表现为贫血、出血、发热。绿色瘤常见于此型，典型表现为骨膜下绿色肿瘤，多见于儿童及青年人。骨髓增生明显活跃甚至极度活跃，粒红比明显增高。粒系增生极度活跃，原始粒指原始粒细胞（Ⅰ、Ⅱ型）≥90%（NEC），并伴形态学异常，早幼粒细胞很少，中幼粒细胞以下阶段未见或罕见。以小原始细胞为主，胞体较小，胞质量少，有时可在胞核的浅凹处见蓝染或灰蓝色胞质，有时可见稍为粗短的 Auer 小体。原始粒细胞 POX、SBB 染色呈阳性反应，且≥3%。红系增生明显或极度受抑，幼红比例明显或极度减低，可见多核红、Howell-Jolly 小体、Cabot 环等红系病态，血小板数量减低。该原始细胞表达 MPO 和一个或更多的髓系相关标志，例如 CD13、CD33 和 CD117、CD34 和 HLA-DR 在 70% 的病例中阳性。一般不表达成熟粒细胞的标志如 CD15、CD65，也不表达单核细胞成熟标志 CD14、CD64。部分病例表达 CD11b。30% 病例表达 CD7，其他淋巴细胞相关标志如 CD2、CD19、CD4 也会表达。该患者原始细胞占 91.6%（NEC），原始细胞中等大小，胞质量少，呈淡蓝色，胞核呈圆形或椭圆形，核染色体细砂状样,核仁 2~4 个,清晰可见。POX 原始细胞呈阳性反应,原始细胞阳性率 13.0%。免疫表型表达 CD34、CD117、CD13、CD33、HLA-DR。原始粒细胞 SSC 较淋巴细胞稍大,符合 AML-M1 免疫表型,综合形态和免疫学检查 AML-M1 诊断明确。

(张建富　王蓉,邮箱:zx230889zx@163.com)

14. 一类不被认可的白血病

【案例经过】

　　患者,男,65 岁。主诉:无诱因发热,体温最高 38.5℃,发热前畏寒寒战,伴头痛,咳嗽,咳白色泡沫痰,当地抗感染治疗效果差。血常规:白细胞计数 2.95×10^9/L,中性粒细胞 30.8%,红细胞计数 2.91×10^{12}/L,血红蛋白 107g/L,血小板计数 35×10^9/L,为进一步诊治收入我院。入院后抗感染治疗,患者体温明显好转。骨髓细胞形态学:骨髓增生活跃,粒细胞系统明显增生,以核浆发育不平衡的异常中性中幼粒细胞为主,可见 Auer 小体(图 14-1~ 图 14-4);免疫分型:CD19 36.4%,CD13 29.4%,CD33 73.9%,CD117 76.4%,CD34/HLA-DR 80.7%,MPO33.6%;融合基因:*AML-ETO*+;染色体:46,XY,t(8,21)(q22,q22)[10]/46,XY[1]。诊断:急性髓系白血病(AML-M2b)。

【形态学检验图谱】

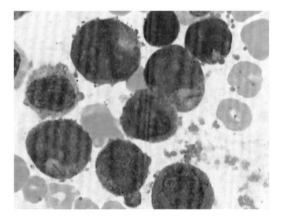

图 14-1　瑞特 - 吉姆萨染色的异常中性中幼粒细胞

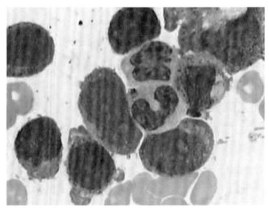

图 14-2　瑞特 - 吉姆萨染色的异常中性中幼粒细胞

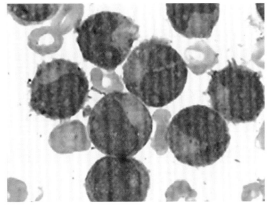

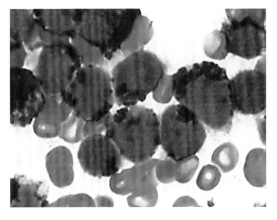

图 14-3　瑞特 - 吉姆萨染色的异常中性中幼粒细胞　　　图 14-4　POX 染色,呈团块状分布

【分析与体会】

　　急性髓系白血病(AML-M2b)是由中国医学科学院血液病研究所命名的一类髓系白血病,一开始并不被外国专家所认可,但随着染色体及分子生物学的广泛开展而逐渐被接受。M2b 是以异常中性中幼粒细胞为主。较为早期的 M2b 细胞,形态非常接近原始粒细胞,胞体圆形,胞质量少,核圆形,染色质细致,核仁可见。但此类细胞核一般均有凹陷,且凹陷处出现淡染区,形似"朝阳红",此处易见 Auer 小体。POX 染色强阳性,阳性颗粒在凹形处"抱团"密集分布。发育较好的 M2b 细胞,常伴随其他各阶段粒细胞出现。此类细胞核与细胞质明显发育不平衡,胞体易见巨幼样改变,胞质量丰富,出现特异性中性颗粒,有时可见"内外浆",空泡易见;细胞核不规则,可见各种类似中幼及晚幼阶段细胞核,染色质较为细致,常可见到核仁。胞质内易见 Auer 小体,可作为与 MDS 病态细胞的鉴别。骨髓细胞形态学出现上述类似细胞群,染色体检查 t(8;21)(q22;q22);分子生物学有 *AML-ETO* 拷贝,即可诊断急性髓系白血病(AML-M2b)。

（鹿群先,邮箱:545888962@qq.com）

15. 骨髓中的柴捆细胞

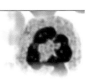

【案例经过】

　　患者,女,47 岁。主诉:头晕 4 天,全身多处瘀斑 2 天。患者 4 天前无明显诱因出现头晕、乏力、发热、牙龈肿胀、出血。2 天前身上出现瘀斑,每个约 2cm×1cm,全身共 7~8 处,于当地医院住血液科诊疗。血常规:白细胞、红细胞、血小板减少(未见化验单),骨髓穿刺提示"急性早幼粒白血病"可能,转来我院,以"白细胞减少症"住院。入院检查,血常规:白细胞计数 $1.6×10^9$/L,中性粒细胞计数 $0.8×10^9$/L,血红蛋白 104.0g/L,血小板计数 $56.0×10^9$/L。凝血

功能:PT 12.4s,APTT 22.1s,Fg 1.1g/L,PT 国际标准化比值(INR)1.1,TT 19.0s,D-D 2.8mg/L。骨髓细胞学:增生明显活跃,异常早幼粒细胞占 72.4%,且见成束状 Auer 小体,早幼粒细胞 POX 阳性率 100%,积 389 分,提示为急性早幼粒细胞白血病(acute promyelocytic leukemia,APL)(图 15-1~ 图 15-4)。免疫分型原始细胞群表达 CD117:78.3%,CD34:13.4%,CD13:98.9%,CD33:97.4%,CD38:89.2%,SSC 较大。分子生物学检测:$PML\text{-}RARA$ 拷贝:2.1×10^5,ABL 拷贝:2.3×10^5,$PML\text{-}RARA$(RAW%):92.2%。染色体核型:46,XX,t(15;17)(q22;q21)。急性早幼粒细胞白血病(APL)诊断明确。

【形态学检验图谱】

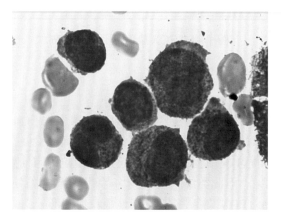

图 15-1 APL(BCR1)早幼粒细胞为典型的多颗粒型,早幼粒细胞中等大小,胞质量丰富,呈淡蓝色,胞质中有粗大紫红色颗粒,可见单个及成束状 Auer 小体。胞核大,不规则,有折叠,凹陷,核染色体细致,核仁 1~3 个,清晰可见

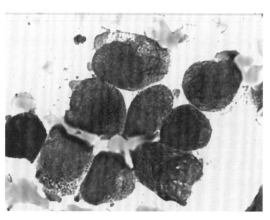

图 15-2 APL(BCR1)早幼粒细胞为典型的多颗粒型

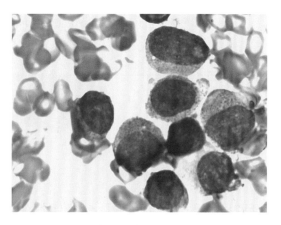

图 15-3 APL(BCR3)早幼粒细胞为微颗粒型

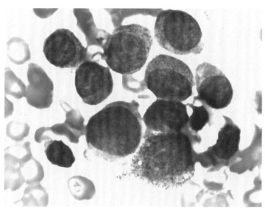

图 15-4 APL(BCR3)早幼粒细胞为微颗粒型

【分析与体会】

急性早幼粒细胞白血病:此类 AML 是一类以异常早幼粒细胞增多为特征的 AML,多颗粒与微颗粒均存在。临床上主要表现为贫血、发热、出血,较其他类型白血病多而且严重。骨髓诊断标准:异常早幼粒细胞≥30%(NEC)应注意早幼粒细胞形态,骨髓中所见早幼粒细胞形态正常,即使早幼粒≥30% 甚至高达 50% 左右,且不见 Auer 小体,仍不能诊断 APL,可能为;粒细胞缺乏恢复期。因此应注意"异常"二字,异常早幼粒细胞形态异常,大小不一,外形常呈椭圆形或不规则。胞核略小,常偏于一侧,有的可见双核、核分叶及不规则形,核染色质疏松且有明显核仁 1~3 个,胞质丰富,呈蓝色或灰色,含大量大小不等的嗜苯胺蓝颗粒,紫红色而密集,常常可见双层胞质即"内外浆",有的胞质含有短而粗的 Auer 小体,几条或几十条,可呈束状交叉排列,酷似柴捆样,故称之为"柴捆细胞"。异常早幼粒以 CD34、HLA-DR、CD11b 低表达或阴性为特征。高表达 CD33,异质性表达 CD13。大多数表达 CD117、CD15 和 CD65 等粒系分化抗原表达较弱或不表达。在基因水平,APL 伴有 t(15;17)(q22;q12)。PML-RARA 融合基因分为 BCR1,BCR2,BCR3 也称为长型(L)、变异型(V)、短型(S)。BCR1 也称为典型的 APL,为多颗粒型,BCR2 与典型 APL 无明显区别,BCR3 往往为微颗粒型,部分表达 CD34 和 CD2。细胞形态学和免疫表型都不能真正确诊 APL,一定需要 PML-RARA 和染色体核型 t(15;17)(q22;q12)异常,才能够确诊为 APL。此病例患者骨髓中存在大量异常早幼粒细胞,可见明显的束状 Auer 小体,POX 呈强阳性。免疫分型 CD34,HLA-DR 等早期标记表达减低,CD13 异质性表达。染色体 t(15;17)(q22;q12),分子生物学 PML-RARA 阳性,为典型的 APL。

(张建富　王蓉,邮箱:zx230889zx@163.com)

16. 不可忽视的口腔溃疡

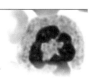

【案例经过】

患者,男,38 岁。主诉:咽痛、低热、口腔溃疡 2 周余。至县人民医院住院治疗,血常规:白细胞 $90.0 \times 10^9/L$,予"头孢曲松、阿昔洛韦"抗感染治疗,效果较差,来我院进一步诊治。查血常规:白细胞 $210.0 \times 10^9/L$;外周血涂片提示"急性白血病";骨髓细胞学:原始粒细胞 48.0%,原幼单细胞 38.0%,提示 AML-M4(图 16-1~ 图 16-6)。免疫分型:原始细胞表达 CD34、CD117、CD13、CD33、HLA-DR,CD64 和 CD14 部分表达。提示 AML-M4 可能。

【形态学检验图谱】

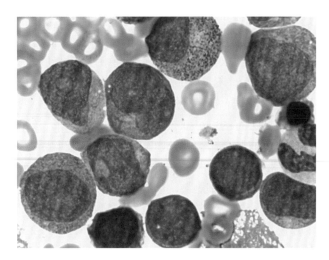

图 16-1　原始细胞可见 2 群,一群为原始粒细胞,胞核呈圆形或椭圆形,胞质量中等;另一群为原始单核细胞,胞核不规则,可见折叠扭曲,胞质量大,可见粉红色细小颗粒

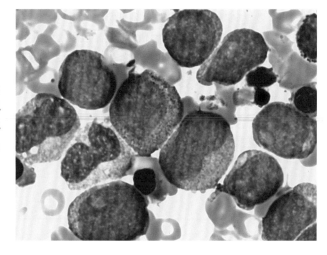

图 16-2　原始细胞可见 2 群,一群为原始粒细胞,胞核呈圆形或椭圆形,胞质量中等;另一群为原始单核细胞,胞核不规则,可见折叠扭曲,胞质量大,可见粉红色细小颗粒

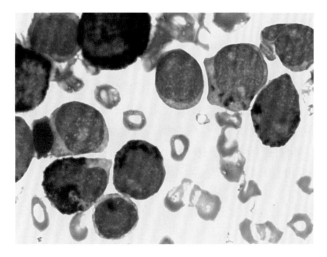

图 16-3　POX 染色:原始粒细胞呈强阳性反应;原始单核细胞呈弱阳性或阴性反应

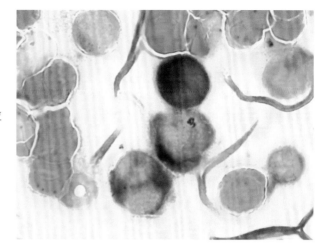

图 16-4　酯酶染色：原始粒
细胞、原始单核细胞呈阳性

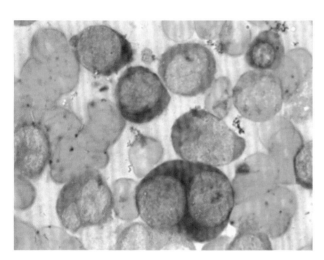

图 16-5　酯酶染色 +NaF 抑制：原始
粒细胞不被抑制呈强阳性，原幼单核
细胞被 NaF 抑制阳性积分明显减低

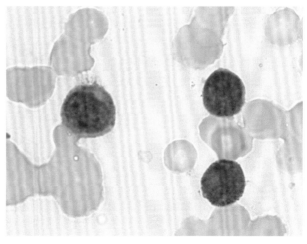

图 16-6　PAX 染色：原始粒
细胞呈阴性或弱阳性反应

【分析与体会】

急性粒单细胞白血病（AML-M4）是 AML 中的一种亚型，为粒系细胞及单核系细胞同时呈恶性增生的一种急性白血病。M4a、M4b、M4c、M4Eo 的临床表现、血涂片、骨髓、细胞化学染色、免疫表型、细胞遗传学以及分子生物学均无明显异常，在治疗上，药物的选择和预后的判定上也没有显著差异。因此，细胞形态学诊断只要与 M4Eo 区别开来，仅诊断 M4 即可。该类患者骨髓增生极度活跃，粒系、单核系细胞异常增生，红系、巨核系增生受明显抑制。细胞化学染色可分别表现粒系及单核系细胞特征：POX 部分原始细胞较强阳性，部分原始细胞弱阳性或阴性；NAE 染色，部分原始细胞阳性，部分原始细胞弱阳性或阴性。NaF 抑制试验部分受抑；双色酯酶染色（DS）可同时出现两种不同的阳性细胞。M4Eo 在明确能诊断 M4 的基础上，又出现了粗大而圆形嗜酸性颗粒及着色较深的嗜碱性颗粒，占 5%~30%（NEC）。免疫表型通常显示几种原始细胞，不同程度表达髓抗原 CD13、CD33、CD15 等；一类原始细胞表达单核细胞特征性标记，如 CD14、CD4、CD64 等。经常存在较少分化的髓系原始细胞表达 CD34 和 CD117，部分病例会表达 CD7。SSC/45 双参数图中，原幼细胞位置往往与 M2 原始细胞位置相似，原幼单核细胞通常比原始粒细胞 CD45 的表达更强，SSC 更大。细胞遗传学方面：约有 7% 的 M4 型患者可出现 t(8;21)(q22;q22) 以及形成的 *AML1-ETO* 融合基因，还可见 (6;9)(p23;q34) 以及形成的 DEK-CAN 融合基因，11q23 重排等。M4Eo 患者常伴有第 16 号染色体异常，表现为 inv(16)(p13;q22) 或 t(16;16)(p13;q22)。

（张建富　王蓉，邮箱：zx230889zx@163.com）

17. 警惕异常增高的嗜酸性粒细胞

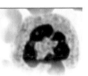

【案例经过】

患者，男，53 岁。主诉：牙龈出血。至当地治疗，血常规：白细胞计数 0.7×10^9/L，血红蛋白 53.0g/L，血小板计数 29.0×10^9/L，未予以治疗，转至我院。入院检查，血涂片：原始细胞 5.0%，单核细胞、嗜酸性粒细胞增高。骨髓细胞学：原始粒细胞 27.0%，原始及幼稚单核细胞 28.0%，嗜酸性粒细胞 11.0%，M4Eo 可能性大（图 17-1~ 图 17-6）。骨髓免疫分型：原始细胞 42.0%，表达 CD33、CD13、CD34 和 CD117，部分表达 CD15、CD14 和 CD64，单核细胞比例增高，占 29.0%，提示 ANLL-M4 可能。染色体核型：inv(16)(p13;q22)［11/20］。融合基因：*CBFβ*-MYH11 拷贝：6.1×10^5，*ABL* 拷贝：9.3×10^5，*CBFβ*-MYH11（RAW%）：64.9%。故该患者 M4Eo 诊断明确。

【形态学检验图谱】

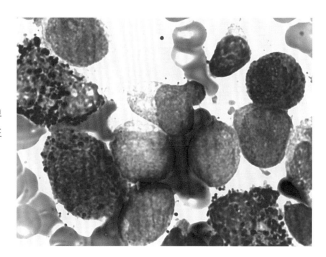

图 17-1　骨髓中有大量原始、幼稚单核细胞及原始粒细胞,可见异常增生的嗜酸性粒细胞

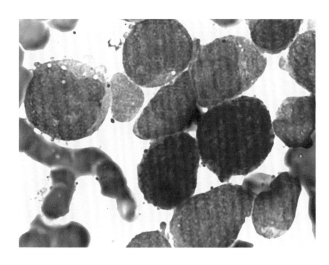

图 17-2　骨髓中有大量原始、幼稚单核细胞及原始粒细胞,可见异常增生的嗜酸性粒细胞

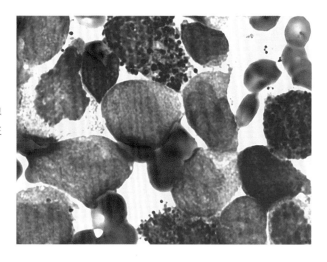

图 17-3　骨髓中有大量原始、幼稚单核细胞及原始粒细胞,可见异常增生的嗜酸性粒细胞

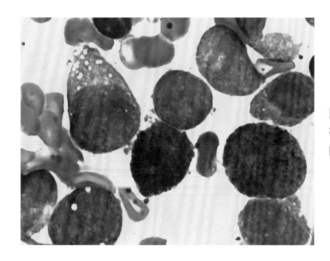

图 17-4　骨髓中有大量原始、幼稚单核细胞及原始粒细胞,可见异常增生的嗜酸性粒细胞

图 17-5　酯酶染色:原始粒细胞、原始单核细胞呈阳性

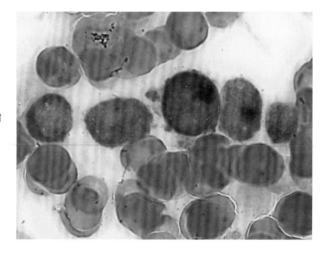

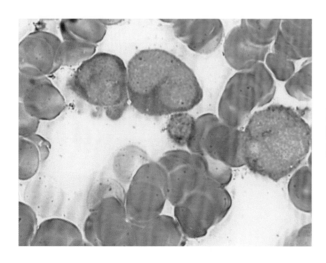

图 17-6　酯酶染色 +NaF 抑制:原始粒细胞不被抑制呈阳性,原幼单核细胞被 NaF 抑制阳性积分明显减低

【分析与体会】

急性粒单细胞白血病伴嗜酸性粒细胞异常增生（AML-M4Eo）：此类白血病在 FAB 分型中为 M4Eo，在 WHO 分型中为伴有 inv(16)(p13;q22) 或 t(16;16)(p13;q11)；$CBF\beta$-MYH11 的 AML，此类白血病的诊断有特殊的遗传学改变，形态学上以粒细胞和单核细胞分化为主，骨髓中存在异常嗜酸性粒细胞为特征。

原始细胞为原始粒细胞及原幼单核细胞，原始粒细胞胞体偏大，胞核呈圆形或椭圆形，胞浆量中等，偏蓝，可见粗短的 Auer 小体；原幼单细胞胞体大，核型不规则，扭曲折叠，胞浆量多，含有许多细小的浅红色特异性颗粒，偶见细而长的 Auer 小体。细胞化学染色，酯酶染色部分细胞会被明显 NaF 抑制；POX 呈阳性反应。免疫分型，M4Eo 与 M4 无明显区别，但是对嗜酸性粒细胞的鉴别尤为重要，嗜酸性粒细胞和粒细胞有很多相似之处，均表达 CD13、CD33、CD11b、CD15 等髓系标志，但是 CD16 为阴性。另外，成熟的嗜酸性粒细胞往往表达 CD9 和 CD123。由于其胞浆内含有大量的嗜酸性颗粒，所以其 SSC 明显增高。此类 AML 形态学和免疫学都是提示性诊断，最后的确诊需要通过遗传学检查以及分子生物学检查来进行，inv(16)(p13;q22) 或 t(16;16)(p13;q11) 染色体异常和 $CBF\beta$-MYH11 基因定量为阳性是诊断 M4Eo 的决定性的证据。

【张建富副主任技师点评】

ANLL-M4 按 FAB 分为 4 个亚型，即 M4a、M4b、M4c、M4Eo。在日常工作中 M4a、M4b，尤其 M4c 很难区别，并且临床治疗中也无明显差异，因此，M4a、M4b、M4c 统称为 M4。M4Eo 与其他亚型在临床治疗、疾病预后有明显不同，M4Eo 是本型中的重点，当骨髓中异常嗜酸性粒细胞比例增高，应考虑 M4Eo。异常嗜酸性粒细胞为胞质中有粗大而圆形嗜酸性颗粒并杂着嗜碱性颗粒，该细胞≥5%，<30%。M4Eo 患者常伴有第 16 号染色体异常，患者有 inv(16)(p13;q22)，产生 $CBF\beta$(编码核结合因子 β 单位基因)/MYH11(编码平滑肌肌球蛋白重链基因)融合基因，提示预后较好，诊断时应注意。

（张建富　王蓉，邮箱:zx230889zx@163.com）

18. 不可轻易服药

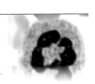

【案例经过】

患者,女,41 岁。主诉:半月前无明显诱因下反复出现牙龈出血。患者牙龈出血以两侧上牙龈渗血为主,未予重视。6 天前月经来潮,量较多,无血块,伴有乏力,渐加重。5 天前患者有咽痛、发热畏寒,无咳嗽咳痰,无呕吐腹泻,自行口服"康泰克胶囊"无效,去当地医院就诊。血常规：白细胞计数 22.2×10⁹/L，血红蛋白 72.0g/L，血小板计数 16.0×10⁹/L；骨髓检查提示"原始粒细胞白血病未分化型"，予止血对症支持治疗，转收住我科。骨髓细胞学：骨髓增生极度活跃，单核系统异常增生，原单、幼单 86.4%，核仁明显，原始单核细胞大于 80.0%（图 18-1~图 18-4）；POX：原幼细胞阳性率 29.0%，积 65 分；PAS：原幼细胞为阴性；NAE：原幼细胞阳性率 87.0%，积 171 分（图 18-5，图 18-6）；NAE+NaF：原幼细胞阳性率 8.0%，积 8 分（图 18-7），提示 AML-M5a。免疫分型：原幼细胞表达 CD34、CD117、HLA-DR 等原始标记，CD13、CD33、CD15 等髓系标记，伴 CD14、CD64 等单核标记高表达，提示 M5 可能。根据骨髓细胞学和流式细胞学检查，诊断为急性非淋巴细胞白血病 M5 型，开始 IA 方案化疗。

【形态学检验图谱】

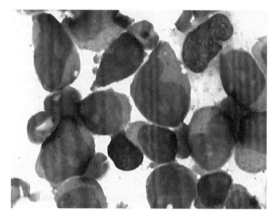

图 18-1　原幼单核细胞胞体偏大，胞核折叠扭曲，胞质量较多，有细小粉红色非特异性颗粒

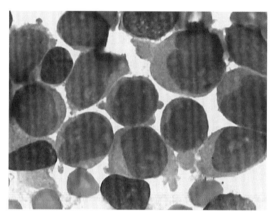

图 18-2　原幼单核细胞胞体偏大，胞核折叠扭曲，胞质量较多，有细小粉红色非特异性颗粒

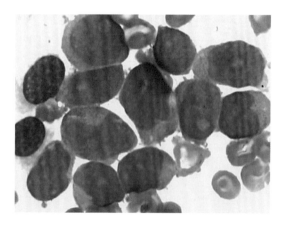

图 18-3　原幼单核细胞胞体偏大，胞核折叠扭曲，胞质量较多，有细小粉红色非特异性颗粒

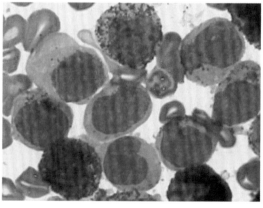

图 18-4　原幼单核细胞 POX 为弱阳性或阴性

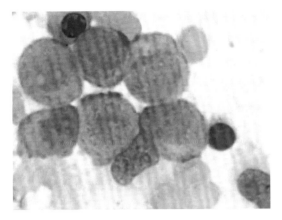

图 18-5　酯酶染色:原幼单核细胞 PAS 为强阳性

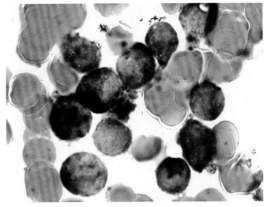

图 18-6　酯酶染色

图 18-7　原幼单核细胞
可以被 NaF 抑制

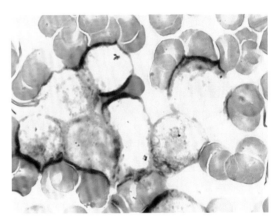

【分析与体会】

　　急性单核细胞白血病(acute monocytic leukemia,AML-M5 或 AMOL)是单核细胞异常增生的一种急性白血病,临床表现与急性粒细胞白血病相似,但浸润特征较为突出,表现为皮肤损害、牙龈增生肿胀、脾肿大和肾脏损害等。患者红细胞及血红蛋白呈中度至重度减低;白细胞数大多增高,分类可见比例不等的原始单核细胞、幼稚单核细胞;血小板明显减少。骨髓有核细胞增生明显活跃至极度活跃,单核细胞系统异常增生,根据单核细胞分化程度不同可将 AML-M5 分为 M5a、M5b 两种亚型:M5a 型(未分化型)原始单核细胞≥80%(NEC);M5b 型(部分分化型),骨髓中原始和幼稚单核≥20%,原始单核细胞<80%(NEC)。原始及幼稚单核细胞胞体大,胞质量丰富,不规则形,呈淡蓝色,胞核大,不规则,有折叠,扭曲凹陷,核染色质呈细网状,核仁大,1~3 个可见,可见 1~2 个细而长的 Auer 小体。POX 和 SBB 呈阴性或弱阳性反应,阳性颗粒细小,呈弥散分布;PAS 染色为阴性,细颗粒状或半弥散状阳性反应,且在胞质边缘及伪足处可见较大颗粒;NAE 染色呈强阳性反应,且能被 NaF 抑制。原幼单核细胞不同程度上表达髓系标志,如 CD13、CD33、CD15 等,一般至少表达 2 个以上的单核标记,如 CD14、CD4、CD64、CD36、CD68 和溶菌酶。一般 CD4 的表达强度要低于正常 T 淋巴细胞的表达强度。原始标记一般多数表达 CD117,HLA-DR,约 30% 病例会表达 CD34。白血病细胞 CD45 荧光强度与正常单核细胞相似。M5a 型 CD45 稍低,但是大于原始粒细胞

的表达强度。部分病例有特殊的染色体核型异常。

【张建富副主任技师点评】

  M5 分为急性原始单核细胞白血病和急性单核细胞白血病两型,即 M5a、M5b,前者年轻人多见,后者老年人多见。临床常以出血、髓外(皮肤、牙龈和中枢神经系统)浸润为表现,或出现单核细胞肉瘤。骨髓原始单核≥80%(NEC)诊断急性原始单核细胞白血病,以原幼单为主,原始、幼稚、成熟单核细胞之和≥80% 诊断急性单核细胞白血病。注意两者的粒细胞系之和应 <20%。POX 染色原始单核细胞阴性,幼稚单核细胞弱阳性;NAE 强阳性,被 NaF 抑制。

(张建富 王蓉,邮箱:zx230889zx@163.com)

19. 耳鼻喉科送来的患者

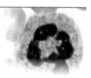

【案例经过】

  患者,男,57 岁。主诉:3 个月前自感面色苍白。近日因鼻窦炎至耳鼻咽喉科就诊,右侧中鼻道见粉红色新生物。血常规:白细胞计数 47.9×10⁹/L,血红蛋白 42.0g/L,血小板计数 14.0×10⁹/L,网织红细胞 1.16%;血涂片:见异常细胞,遂入我科诊治。病程中,患者有发热,于当地医院治疗(具体药物不详),治疗后缓解。骨髓细胞学:骨髓增生明显活跃,原始粒细胞Ⅰ+Ⅱ型占 3.6%,NEC 以原始粒细胞(Ⅰ+Ⅱ型)占 50.0%(NEC),原早红、中晚幼红比例明显增高,红系占 88.0%,提示 AML-M6(图 19-1~图 19-8)。免疫分型:有核红细胞比例增高,部分有核红 GPA(血型糖蛋白 A)表达缺失。原始细胞占 5.4% 表达髓系抗原。综合临床及实验室检查,该患者 AML-M6 诊断明确。现行 MA 方案化疗。

【形态学检验图谱】

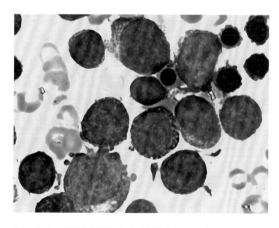

图 19-1　骨髓中原幼红细胞增多,红系大于50.0%,可见原始粒细胞增多

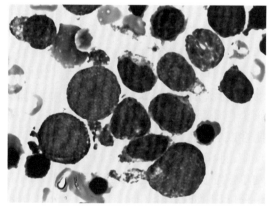

图 19-2　骨髓中原幼红细胞增多,红系大于50.0%,可见原始粒细胞增多

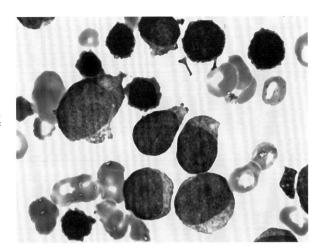

图 19-3　骨髓中原幼红细胞增多,红系大于 50.0%,可见原始粒细胞增多

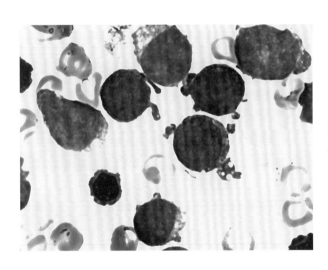

图 19-4　骨髓中原幼红细胞增多,红系大于 50.0%,可见原始粒细胞增多

图 19-5　骨髓中原幼红细胞增多,红系大于 50.0%,可见原始粒细胞增多

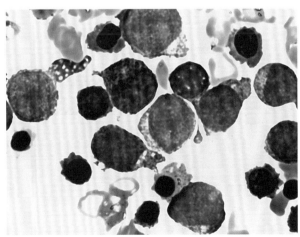

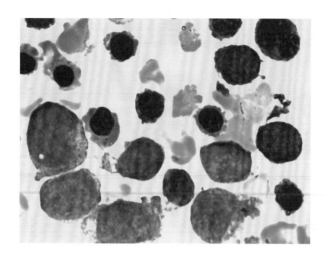

图 19-6　骨髓中原幼红细胞增多,红系大于 50.0%,可见原始粒细胞增多

图 19-7　骨髓中原幼红细胞增多,红系大于 50.0%,可见原始粒细胞增多

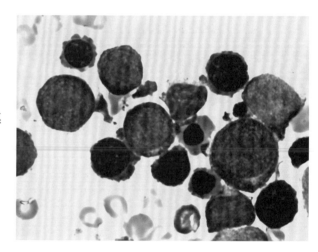

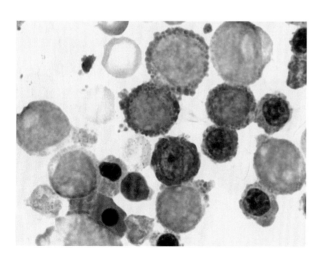

图 19-8　原幼红细胞 PAS 呈强阳性反应,呈粗颗粒状

【分析与体会】

急性红白血病(acute erythroleukemia)表现为早期红系和髓系同时恶性增殖的疾病,随着疾病进展可转变为急性粒细胞或急性单核细胞白血病。大部分为粒红白血病,也可见单红白血病。临床表现与急性粒细胞白血病相似:贫血常为首发症状,红细胞和血红蛋白呈中度至重度减低,呈进行性加重。也可有出血症状,但没有其他类型白血病严重;可有发热、脾肿大。外周血涂片中可见幼红细胞,并可见大幼红细胞、巨大幼红细胞及核畸形幼红细胞、H-J 小体、Cabot 环,成熟红细胞明显大小不等。血涂片亦可见原始细胞。骨髓有核细胞增生明显活跃至极度活跃,红系细胞显著增生,幼红细胞 >50%(所有有核细胞,ANC)。幼红细胞可见巨幼样变、核碎裂、双核、多核、巨型核和母子核等异常形态,可见巨大红细胞。幼红细胞 POX、SBB 染色均为阴性,PAS 染色多呈阳性或强阳性,但也有为阴性,原始细胞的化学染色随细胞系列而定。粒细胞系或单核细胞系异常增生,原始粒细胞或原始幼稚单核细胞≥30%(NEC),若为淋红白血病,原幼淋≥30%(NEC)。此类患者免疫表型一般表现为 CD45 阴性的有核红细胞比例增高,表达 CD71 和 GPA,因原早红一般不表达 GPA,所以当该患者原早红增多时有核红部分 GPA 表达缺失。原始细胞表型根据各自类型而定。遗传学方面可有多种核型异常,如 –5/del(5q)、–7/del(7q)、–3dup(1q)、+8 等,并可见多倍体增加、标记染色体、环状染色体、双微体等多种异常。

【张建富副主任技师点评】

AML-M6,分为红系 / 粒单系白血病和纯红系白血病。急性红系 / 粒单系白血病定义为红系前体细胞占骨髓全部有核细胞的≥50%,原粒细胞 / 原幼单占非红细胞的≥20%。急性纯红系白血病很少见,临床表现与其他亚型白血病一致,急性病程,不能用 MDS 的临床表现加以解释。红系前体细胞占骨髓全部有核细胞的≥80%,且原早红≥50%,原始粒细胞或原幼单基本缺如或极少。并易见巨大、核碎裂、双核、多核、巨型核、母子核等病态,这些特征在纯红系白血病中更为明显。红系 PAS 染色呈块状阳性。这类病例以前曾命名为 DiGuglielmo 病、急性红血性增殖症、真性红白血病,以及微分化红白血病。

(张建富　王蓉,邮箱:zx230889zx@163.com)

20. 特殊的急性红白血病

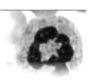

【案例经过】

患者,男,30 岁。主诉:发现全血细胞减少 2 个月余。于 2012 年 9 月 25 日入住我科监测血常规:三系减少;间断输血及粒细胞刺激因子(G-CSF)支持治疗。骨髓细胞学:MDS-

RCMD；骨髓病理：骨髓增生异常综合征（myelodysplastic syndromes，MDS）；染色体核型：84~88，XXYY，del（1）（q22）X2，-3，-3，del（5）（q11）X2，del（6）（q14）X2，-8，del（9）X2，-12，-13，-13，-14，-14，-17，-20，-21［5cp］。行地西他滨+半量 CAG 方案化疗。2014年 3 月 4 日复查骨髓细胞学示：幼红细胞、幼红细胞及核畸形幼红细胞；骨髓原幼红细胞占86.4%（图 20-1~ 图 20-5），提示 MDS-RCMD 转为急性红血病；流式分析了 205200 个细胞，有核红+细胞碎片占 74.5%，淋巴细胞占 7.2%，单核细胞占 2.7%，粒细胞占 35.1%。结合形态学和免疫分型，该患者 ANLL-M6 诊断明确。予阿糖胞苷+CAG 方案化疗，化疗后患者状态良好，准予出院。

【形态学检验图谱】

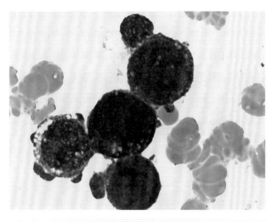

图 20-1　骨髓中原幼红细胞异常增多，红系 >80%，原始粒细胞、原始单核细胞及原始淋巴细胞基本不见

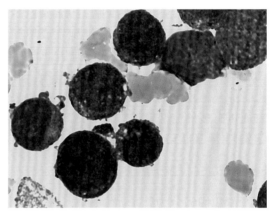

图 20-2　骨髓中原幼红细胞异常增多，红系 >80%，原始粒细胞、原始单核细胞及原始淋巴细胞基本不见

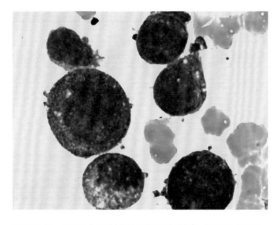

图 20-3　骨髓中原幼红细胞异常增多，红系 >80%，原始粒细胞、原始单核细胞及原始淋巴细胞基本不见

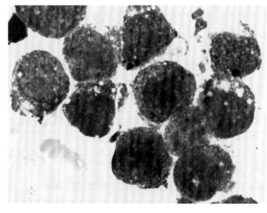

图 20-4　骨髓中原幼红细胞异常增多，红系 >80%，原始粒细胞、原始单核细胞及原始淋巴细胞基本不见

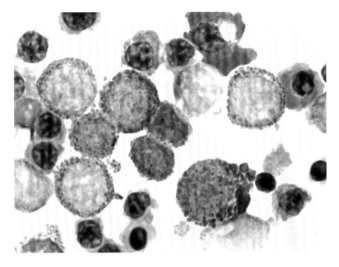

图 20-5　原幼红细胞 PAS 呈强阳性反应,呈粗颗粒状

【分析与体会】

急性红白血病、纯红细胞白血病,是一种非成熟的(未分化或原幼红细胞)肿瘤性增殖(骨髓中≥80%),并不存在明显的幼稚髓细胞。此类 AML 与巨幼细胞性贫血(megaloblastic anemia)难以鉴别。急性红血病外周血易见原幼红细胞,骨髓中以早期幼红细胞异常增生为主,红系的巨幼样变不典型,骨髓中粒系和巨核细胞受到明显抑制,而且粒系并无明显病态。而巨幼细胞性贫血外周血很少能有原幼红细胞,骨髓中的早期幼红细胞轻、中度增高,红系有典型的巨幼样变(≥10%),粒系并受到明显抑制,且粒系病态也很明显,巨幼样变、双核粒细胞及环形核粒细胞都很多见。形态上此白血病以红系病态为主:幼红细胞可见巨幼样变、核碎裂、双核、多核、巨型核和母子核等异常形态,可见巨大红细胞。免疫分型与典型 M6 相似,主要以有核红增多为主,表达 CD71 和 GPA,部分有核红会表达 CD117,部分患者有核红 GPA 表达缺失。

(张建富　王蓉,邮箱:zx230889zx@163.com)

21. 急性巨核细胞白血病

【案例经过】

患者,女,45 岁。主诉:双下肢乏力,进行性加重,于外院就诊。血常规:白细胞计数

0.7×10⁹/L，血红蛋白 52.0g/L，血小板计数 137.0×10⁹/L；融合基因：*c-kit/D816V* 阴性，*CEBPA* 阴性；染色体核型：46，XX［20］；骨髓病理：巨核细胞系异常增多，可见巨核细胞簇和纤维组织局灶性增生；骨髓细胞学：诊断 AL，类型待定；免疫分型：R2 内细胞占总细胞数 10.0%，R4 内细胞占总细胞数 50.0%，诊断为急性非淋巴细胞白血病。住院期间曾有发热，体温最高为 39.0℃、盗汗、无畏寒寒战，经对症治疗后体温正常，为求进一步诊治来我院就诊。入院检查，骨髓涂片中原始巨核细胞占 42.0%，PAS 呈强阳性（图 21-1~ 图 21-6）；免疫表型：原始细胞占 40.0%，表达 CD41、CD61、CD13 和 CD33。原始细胞表达巨核标记。结合临床、形态学和免疫学检查结果明确该患者为 ANLL-M7。

【形态学检验图谱】

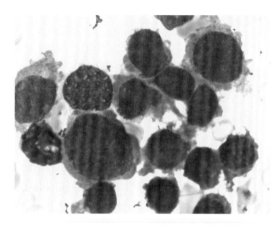

图 21-1　骨髓中原幼巨核细胞增高

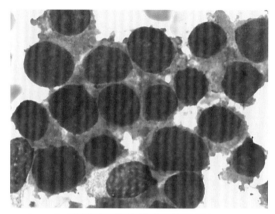

图 21-2　骨髓中原幼巨核细胞增高

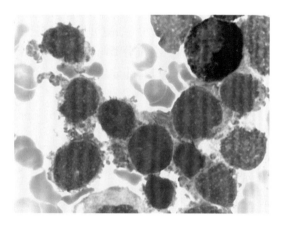

图 21-3　原幼巨核细胞 POX 呈阴性反应

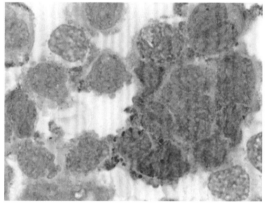

图 21-4　原幼巨核细胞 PAS 呈强阳性反应，呈粗颗粒状或块状

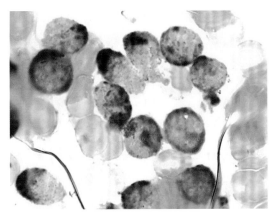

图 21-5　酯酶染色:原幼巨核细胞呈阳性

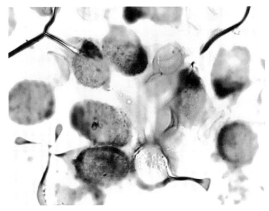

图 21-6　酯酶染色 +NaF 抑制:原幼巨核细胞不被抑制

【分析与体会】

急性巨核细胞白血病(acute megakaryocytic leukemia):骨髓中原始细胞 >20%,其中至少 50% 为巨核细胞系。该类 AML 多见于幼儿和青壮年,脾多不大,常有贫血和广泛出血,预后往往不佳。该类患者外周血红细胞及血红蛋白呈中度至重度减低,骨髓中三系细胞多减少,原始巨核细胞与原始淋巴细胞有相似之处,该细胞大小不一,胞核卵圆形、圆形、染色质较致密,核仁常不明显,胞质嗜碱性、多形态性突起,如浑厚不匀的分离状、云层状、龟甲状等。原始或幼稚巨核细胞 POX、SBB 染色阴性,PAS 染色呈颗粒状或块状强阳性,NAE 染色呈阳性,且不被 NaF 抑制。免疫分型原始或幼稚巨核细胞表达血小板糖蛋白:CD41、CD61。而较为成熟的血小板糖蛋白 CD42 往往为阴性。常表达 CD13、CD33,但不表达 MPO 及其他髓系淋系标志。CD34、CD45 和 HLA-DR 常为阴性。CD36 为特征性阳性表达。但是由于血小板极易与粒细胞、单核细胞、有核红细胞和幼稚细胞黏附,因此很容易出现假阳性,所以流式对 AML-M7 的诊断有限,因为原始巨核细胞缺乏形态及细胞化学的特征,故电镜检查血小板髓过氧化物酶是诊断依据之一。部分病例可有相应的染色体异常改变,如 t(1;22)(p13;q13),t(3;3)(q21;q26),有 *RBN1-EVI*1 融合基因改变。

【张建富副主任技师点评】

骨髓中原始细胞 >20%,其中至少 50% 的原始细胞为巨核细胞系细胞。该类 AML 多见于幼儿和青壮年,脾多不大,常有贫血和广泛出血,预后往往不佳。原始巨核细胞胞体较多,胞质嗜碱、无颗粒、有空泡和伪足,如浑厚不匀的分离状、云层状、龟甲状等。胞核卵圆形、圆形,染色质较致密,核仁 1~3 个,常不明显。胞体较小者类似原始淋巴细胞,可见原始细胞呈小堆状分布。外周血中可见小巨核、巨核细胞碎片、病态血小板。合并骨髓纤维化的患者可导致骨髓"干抽"。原始或幼稚巨核细胞 POX、SBB 染色阴性,PAS 染色呈颗粒状或块状强阳性,NAE 染色呈阴性,且不被 NaF 抑制。免疫分型原始或幼稚巨核细胞表达血小板糖蛋白:CD41、CD61。而较为成熟的血小板糖蛋白 CD42 往往为阴性。常表达 CD13、CD33,但不表达 MPO 及其他髓系淋系标志。CD34、CD45 和 HLA-DR 常为阴性。CD36 为特征性阳性表达。

但是由于血小板极易与粒细胞、单核细胞、有核红细胞和幼稚细胞黏附，因此很容易出现假阳性，所以流式细胞学对 AML-M7 的诊断有限，因为原始巨核细胞缺乏形态及细胞化学的特征，故电镜检测血小板髓过氧化物酶是诊断依据之一。部分病例可有相应的染色体异常改变如 t(1;22)(p13;q13),t(3;3)(q21;q26),有 *RBN1-EVI*1 融合基因改变。

（张建富　王蓉，邮箱:zx230889zx@163.com）

22. 麝香壮骨膏可减轻疼痛却治不了病

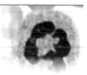

【案例经过】

患者,女,50 岁。主诉:双上肢疼痛 1 个月。患者 2012 年 1 月无明显诱因出现左颊部间歇性疼痛,自敷"麝香壮骨膏"疼痛减轻,未予正规治疗。2012 年 2 月患者自觉左颊部皮下出现肿块,质硬、活动度差,无明显压痛,并进行性增大,遂至外院就诊。查头颅 CT 示左颊部肿大软组织影,腹部 B 超示脾脏增大,予抗感染等对症治疗疗效差,考虑手术切除。术前查血常规:白细胞计数 237.7×10⁹/L,红细胞计数 3.3×10¹²/L,血红蛋白 86.0g/L,血小板计数 256.0×10⁹/L;生化:乳酸脱氢酶 799.0IU/L,α- 羟丁酸脱氢酶 712.0U/L。考虑血液系统疾病而来我院。查血涂片:白细胞总数增高,分类原始细胞占 5.0%,可见各阶段粒细胞,淋巴细胞比例减低,形态正常,成熟红细胞大致正常,偶见有核红细胞;荧光原位杂交(fluorescen in situ hybridization,FISH):*BCR-ABL*:1R1G2F:287/300;骨髓细胞学:原始粒细胞占 20.3%,原始淋巴细胞占 27.5%,提示混合细胞白血病(hybrid leukemia)可能(图 22-1~ 图 22-6)。

【形态学检验图谱】

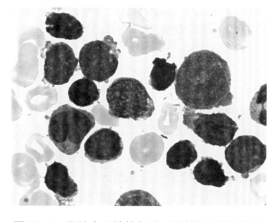

图 22-1　骨髓中原始粒细胞、原始淋巴细胞比例增高

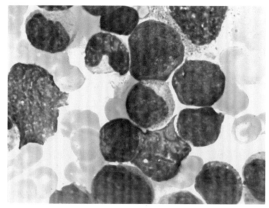

图 22-2　骨髓中原始粒细胞、原始淋巴细胞比例增高

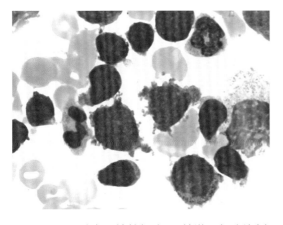

图 22-3　骨髓中原始粒细胞、原始淋巴细胞比例增高

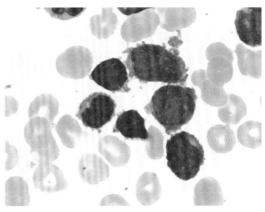

图 22-4　骨髓中原始粒细胞、原始淋巴细胞比例增高

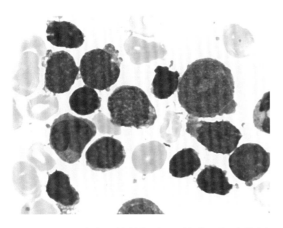

图 22-5　骨髓中原始粒细胞、原始淋巴细胞比例增高

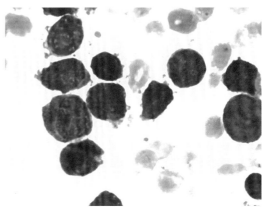

图 22-6　POX：原始粒细胞呈阳性，原始淋巴细胞呈阴性

【分析与体会】

　　急性混合系列白血病在 2008 年 WHO 分类中进行了很大的改进，鉴别不同系列的新标准为：

　　确定髓系标准：①存在 2 种或 2 种以上的白血病细胞群，原始细胞比例不一定 >20%，但其中一群应符合 AML 的免疫表型标准；②只存在一群原始细胞并符合 B-ALL 或 T-ALL 的标准，同时这群细胞表达 MPO，伴有 CD13、CD33、CD117 等不够特异性的髓系标志；③只存在一群原始细胞并符合 B-ALL 或 T-ALL 的标准，但是单核细胞分化的证据不明显，如表达一个以上的单核标记或者是非特异性酯酶弥散阳性。

　　确定 T 系标准：①强表达胞内的 CD3；②表达膜表面的 CD3。

　　确定 B 系标准：①强表达 CD19，同时存在至少一个标志强表达：CD10、CD79a、cCD22；②弱表达 CD19，同时存在至少两个标志强表达：CD10、CD79a、cCD22。

　　此类患者的诊断主要依靠细胞化学染色、免疫分型和细胞遗传学，确定系列为此病的重中之重,可以分为:①急性未分化白血病;②混合表型急性白血病伴 t(9;22)(q34;q11) *BCR-ABL1* 重排;③混合表型急性白血病伴 t(v;11q23) *MLL* 重排;④混合表型急性白血病,B/ 髓系,非特殊类型;⑤混合表型急性白血病,T/ 髓系,非特殊类型;⑥NK 细胞淋巴母细胞白血病 / 淋巴瘤。

(张建富　王蓉,邮箱:zx230889zx@163.com)

23. 不可忽视的口腔溃疡

【案例经过】

　　患者,男,23 岁。主诉:近 1 周来口腔溃疡、牙齿疼痛伴头晕、乏力。自以为普通感冒,自服抗感冒药和抗生素(具体不详),未见好转,遂至当地医院诊治。查体:口腔黏膜溃疡最大直径超过 1cm,血常规:白细胞 153.2×10⁹/L,遂至我院诊治。查血常规:白细胞计数 127.1×10⁹/L,红细胞计数 2.5×10¹²/L,血红蛋白 82.0g/L,血小板计数 38.0×10⁹/L,血涂片发现大量原始及幼稚细胞,占 71.0%(图 23-1,图 23-2)。骨髓检查:诊断为急性髓细胞白血病 M5b(图 23-3~ 图 23-6)。

【形态学检验图谱】

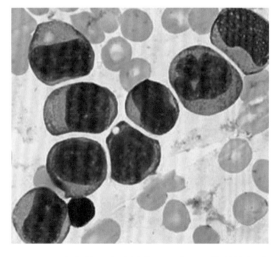

图 23-1　患者外周血涂片中可见大量原幼单核细胞

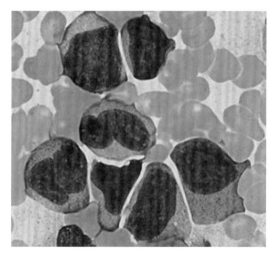

图 23-2　患者外周血涂片中可见大量原幼单核细胞

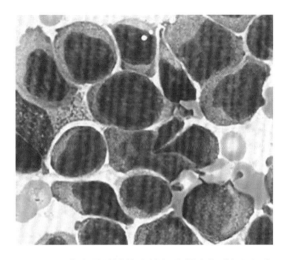

图 23-3 患者骨髓涂片有核细胞增生极度活跃,亦可见到大量原幼单核细胞,以幼稚单核细胞为主

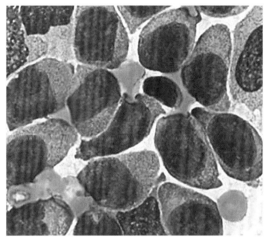

图 23-4 患者骨髓涂片有核细胞增生极度活跃,亦可见到大量原幼单核细胞,以幼稚单核细胞为主

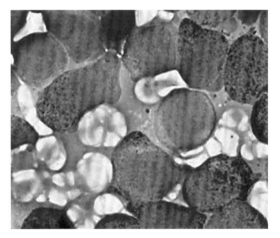

图 23-5 白血病细胞即原始幼稚单核细胞苏丹黑染色阳性

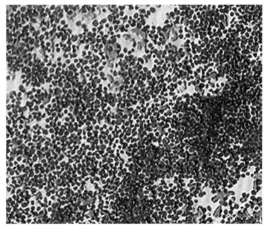

图 23-6 骨髓涂片在低倍镜下可见有核细胞增生极度活跃

【分析与体会】

　　急性单核细胞白血病(acute mononuclear cell leukemia)是急性髓细胞白血病(acute myeloid leukemia,AML)FAB 分型中的 M5 型,又从细胞形态和细胞化学角度将其分为 M5a 与 M5b。M5a(未分化型)骨髓象是以原始单核细胞为主,NEC 分类≥80%;M5b(部分分化型)骨髓象原始、幼稚单核细胞 NEC 分类 >20%,原单 <80%。急性单核细胞白血病除具有一般白血病的症状外,常具有髓外浸润特征,常表现为皮肤和黏膜的损害,如皮肤表面弥漫性丘疹、硬性结节、肿胀、脓疮性或剥脱性皮炎;齿龈增生、肿胀、出血、坏死、溃疡及感染;鼻黏膜被浸润后可引起鼻塞、嗅觉减退,甚至咽喉水肿、窒息等;器官浸润则表现为肝、脾和淋巴结肿大,肾脏损害也较其他类型多见。当然以上临床症状并非 M5 特有,急性单核细胞白血病患者的 11 号染色体长臂 2 区 3 带常发生缺失或易位而导致 MLL 基因重排。

急性白血病起病急、病情进展快,一旦确诊要立刻治疗,但临床实际工作中,染色体及分子生物学检验结果出于它们本身的实验特点不能立刻出报告,所以急性单核细胞白血病的病态细胞形态学特征及该病的临床特点就成了临床医生经验用药的首要依据。急性单核细胞白血病的白血病细胞形态特征为:体积较大且不规则,边缘清晰;胞质量较丰富,着色较淡呈灰蓝色,不透明,有毛玻璃感,可有伪足突起,原始单核细胞胞质常无颗粒,幼稚单核细胞颗粒少而细,似粉尘样,有的原幼单细胞胞质可有 Auer 小体、空泡和吞噬的细胞;核多形性折叠,常偏向一侧,呈笔架形、马蹄形、"S"形、肾形等;原单细胞核染色质疏松呈细网状,核仁常 1 个;幼单核细胞染色质较粗糙呈条索或网状,核仁隐显不一。细胞化学染色特点:过氧化物酶(POX)染色呈阴性或弱阳性反应;苏丹黑(SBB)染色阳性或弱阳性;特异性酯酶(NAS-DCE)染色阴性,非特异型酯酶(NAS-DAE 及 α-NBE)染色阳性,但被氟化钠抑制。流式细胞术:原单和幼单核细胞均可表达 CD33 和 CD117;而作为单核系特异标志的 CD14,在原单核细胞表达较少,在幼单核细胞及更成熟细胞上表达丰富。

【徐炜烽主任技师点评】

口腔溃疡是很常见的一种症状,有疱疹病毒潜伏感染的人群在免疫力低下时,会经常反复出现该症状,不能引起大家足够重视。但是白血病引起的口腔溃疡、牙龈出血等无疑凶险无比,临床上需要第一时间甄别,以尽快进行诱导缓解治疗,为患者争取更好的预后。M5b是较常见的一种急性白细胞,患者急诊入院后会在检验科查血常规,该类白血病细胞形态学特点较为典型,值班的检验工作者要有初步识别白血病细胞的能力。检验人员应加强与临床的沟通,跟踪患者的诊治经过,提升我们的分析能力。

(陈兵华,邮箱:2007chenbinghua@163.com)

24. 易与急性早幼粒细胞白血病混淆的疾病——急性嗜碱性粒细胞白血病

【案例经过】

患者,女,64 岁。主诉:咳嗽、咳痰 1 个月余,伴发热 3 天。体检:贫血貌,肝脾和淋巴结未肿大,胸骨下段有压痛。血常规:血红蛋白 67.0g/L,白细胞计数 31.9×10⁹/L,嗜碱性粒细胞 48.0%,原幼粒细胞 16.0%(图 24-1),血小板计数 30.0×10⁹/L;骨髓细胞学:原始细胞增多和幼稚阶段嗜碱性粒细胞明显增多(图 24-2),分类原始粒细胞 18.0%、原始嗜碱性粒细胞 10.0%、早幼粒细胞 3.5%、早幼嗜碱性粒细胞 17.0%、中幼粒细胞 6.5%、中幼嗜碱性粒细胞 9.0%、晚幼粒细胞 3.0%、晚幼嗜碱性粒细胞 6.0%、杆状分叶核粒细胞 1.0%、杆状分叶核嗜碱性粒细胞 5.0%、幼红细胞 16.0%、淋巴细胞 2.0%、单核细胞 0.5%、浆细胞 0.5%,粒红比例 5.1:1;细胞化学染色和免疫化学染色,POX、SBB 和 CE 均呈阳性反应,阳性率 70.0% 以上,甲苯胺蓝染色 64.0% 阳性(图 24-3),抗 MPO 阳性 87.0%,CD14 阴性。形态学诊断符合急性嗜碱性粒细胞白血病。流式细胞术:表达率分别为 HLA-DR 0.8%(图 24-4,图 24-5)、CD34 1.4%、CD38 78.3%,粒系表达率(MPO 81.3%、CD117 47.2%、CD13 43.9%、CD33 87.5%),B、T 和 NK 系全不表达,免疫分型报告"急性早幼粒细胞白血病(M3)"。临床侧重流式免疫表型检查,予维 A 酸和羟基脲治疗 40 余天,未见细胞学改善。进一步作细胞化学染色:甲苯胺蓝染色仍显示明显的阳性反应;染色体核型:45,XX,−7 [2]/46,XX,del(7)(p13) [1]/45,XX,−14 [2]/45,XX,−19 [2]/44,XX,−14,−19 [1]/46,XX,[13],多倍体可见;融合基因:PML-$RAR\alpha$ 长型基因阴性,PML-$RAR\alpha$ 短型基因阴性。

【形态学检验图谱】

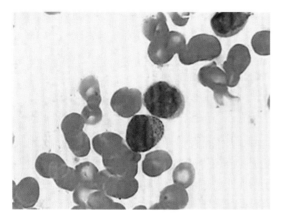

图 24-1　原始细胞和不典型早幼嗜碱性粒细胞

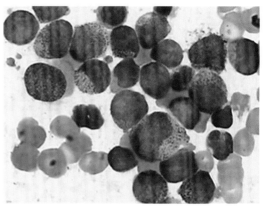

图 24-2　骨髓涂片除原始细胞外,为多量不典型早、中幼嗜碱性粒细胞

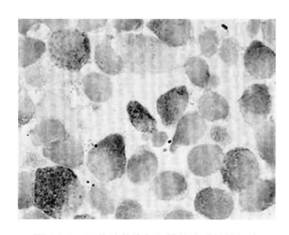

图 24-3　甲苯胺蓝染色阳性的嗜碱性粒细胞

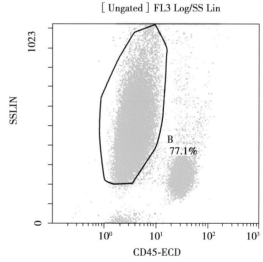

图 24-4　流式细胞术

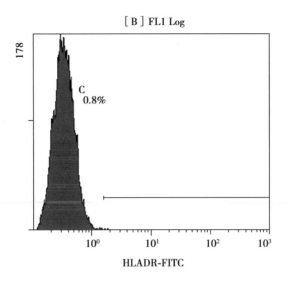

图 24-5 流式细胞术,HLA-DR 低阳性率表达

【分析与体会】

　　本例细胞形态学检查,在外周血和骨髓涂片中均出现大量嗜碱性粒细胞,百分比均高达 40% 以上,甲苯胺蓝染色阳性,且有较高比例的原始和早幼粒细胞,具有诊断急性嗜碱性粒细胞白血病的依据。但是在骨髓涂片中,早幼嗜碱性粒细胞常有颗粒较多而粗大,或不典型嗜碱性颗粒(较细小和稍密),易被误认为 M3 的异常早幼粒细胞,加之本型白血病是以早幼粒细胞及其后期细胞为主,细胞免疫表型与 M3 的免疫表型特点无区别,极易与 M3 混淆。本例曾按 M3 治疗无效,细胞遗传学和分子生物学检查也无明显证据表明 M3 特征型染色体和融合基因。本病还需要与慢性粒细胞白血病(chronic myelocytic leukemia,CML)原始细胞急变、其他 AML 亚型伴嗜碱性粒细胞增多,如与 12p 异常和 t(6;9)易位的伴成熟 AML(M2、M4),伴粗大颗粒的急性淋巴细胞白血病相鉴别。临床特征、细胞遗传学和形态学检查和仔细分析有助于鉴定原发的急性嗜碱性粒细胞白血病,并有助于鉴别嗜碱性粒细胞增多或相似形态表现的 AML。

(朱蕾,邮箱:Zhulei121@126.com)

25. 慢性粒 - 单核细胞白血病

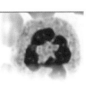

【案例经过】

　　患者,女,66 岁。主诉:近期乏力、头晕、心悸、食欲缺乏,至我院就诊。血常规:白细胞

计数 16.9×10⁹/L，单核细胞 8.6×10⁹/L，中性粒细胞 5.2×10⁹/L，血红蛋白 45.0g/L，血小板计数 38.0×10⁹/L；骨髓细胞学：骨髓增生活跃，粒系 39.6%，红系 8.0%，单核细胞比例明显增多（40.0%），考虑 CMML（图 25-1~ 图 25-4）；免疫表型：R2 内细胞占总细胞数 4.4%，CD7⁺、CD13⁺、CD33⁺、CD34⁺、CD117⁺、CD38⁺、HLA-DR⁺；骨髓病理：骨髓组织增生明显活跃，粒红比明显增高（图 25-5，图 25-6），易见单圆、多圆核等病态巨核细胞，纤维组织明显增生；染色体核型：46，XX ［20］；FISH：未检测到 −5/5q-、−7/7q-、20q-、+8、−Y 染色体异常；融合基因：*BCR-ABL*（−）；诊断为慢性粒 - 单核细胞白血病。

【形态学检验图谱】

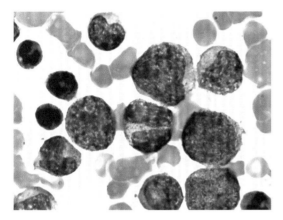

图 25-1　骨髓涂片中可见原始细胞增多，有胞体规则的原始粒细胞，也有胞体不规则，核折叠、扭曲、凹陷的原始单核细胞，还可以看到病态粒细胞

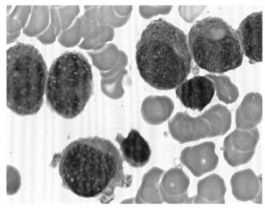

图 25-2　骨髓涂片中可见原始细胞增多，有胞体规则的原始粒细胞，也有胞体不规则，核折叠、扭曲、凹陷的原始单核细胞，还可以看到病态粒细胞

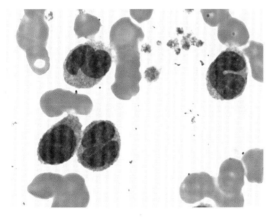

图 25-3　骨髓涂片中可见大量的幼稚单核细胞

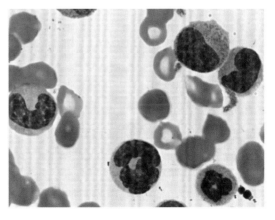

图 25-4　骨髓涂片中可见大量的幼稚单核细胞

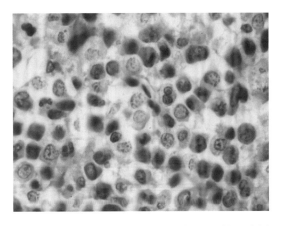

图 25-5　骨髓活检,骨髓增生极度活跃,粒红比例明显增高,单核细胞比例增高

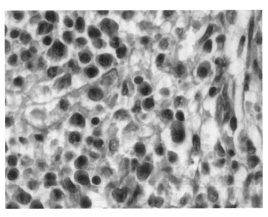

图 25-6　骨髓活检,骨髓增生极度活跃,粒红比例明显增高,单核细胞比例增高

【分析与体会】

慢性粒 - 单核细胞白血病(chronic myelomoncytic leukemia,CMML)是一种骨髓干细胞克隆性疾病,其外周血单核细胞绝对值 >1.0 × 10⁹/L,未见 Ph 染色体、BCR-ABL 融合基因,骨髓及外周血原始细胞 <20%,骨髓中一系或多系可呈现病态改变。本病诊断需除外肿瘤、炎症等可致单核细胞增高的疾病。患者年龄一般在 50 岁以上,主要表现为两组症状,即骨髓病态造血相关症状及骨髓增殖相关症状,一般有脾脏的肿大,及单核细胞在皮肤、腺体、牙龈等髓外浸润。诊断要点:①血红蛋白和红细胞计数轻度下降或正常;②白细胞总数大多增高,亦可正常,可见各阶段幼稚粒细胞,但一般 <10%,单核细胞增多,其绝对值 >1 × 10⁹/L,通常在 2~5 × 10⁹/L,但也可高达 80 × 10⁹/L 以上,单核细胞以成熟型为主,原幼单可见,但 <20%,如 ≥20% 则应归于急性髓细胞白血病;③血小板正常或增高;④骨髓有核细胞增生明显活跃,但亦可增生正常或减低,粒红比例增高,可有轻度病态造血现象;⑤粒系增生活跃,各阶段比例基本正常,嗜酸、嗜碱性粒细胞无明显增高;⑥红系增生减低,成熟红大致正常;⑦巨核系增生不一,血小板小簇或成簇可见;⑧单核细胞增多,以成熟型为主,原幼单一般 <5%,粒 - 单核系 ≥75%。

本例为老年女性,以白细胞、单核细胞增多为首发表现,查骨髓及外周血符合 CMML 表现。CMML 分为慢性期、加速期及急变期。CMML 的白血病细胞包括原始粒细胞、原始单核细胞及幼稚单核细胞。WHO 根据骨髓及外周血原始细胞的比例又将 CMML 分为 CMML-Ⅰ及 CMML-Ⅱ。外周血原始细胞 <5%,和骨髓中原始细胞 <10% 者,诊断为 CMML-Ⅰ;外周血原始细胞 5%~19% 或骨髓中原始细胞 10%~19%,或外周血及骨髓中 <20%,但有 Auer 小体者,诊断为 CMML-Ⅱ。符合 CMML-Ⅰ和 CMML-Ⅱ者,如果骨髓中异常嗜酸性粒细胞 5%~30%,则应分别诊断 CMML-ⅠEO 和 CMML-ⅡEO。CMML 患者 NAP 染色阳性率及积分值一般偏高或正常。Ph 染色体、BCR-ABL 融合基因阴性,其他染色体多为正常,亦有报道发现染色体异常者,如,+8、-7、del(7q)i(17q)等,但无特异性。

(张建富　王蓉,邮箱:zx230889zx@163.com)

26. 幼年型粒 - 单核细胞白血病

【案例经过】

患者,男,3 岁。主诉:消瘦、食欲缺乏。于 2014 年 3 月 4 日于我院就诊。血常规:白细胞计数 25.6×10^9/L,单核细胞 4.0×10^9/L,中性粒细胞 12.5×10^9/L,血红蛋白 102.0g/L,血小板计数 200.0×10^9/L;外周血涂片:幼稚粒细胞,单核细胞比例增高;骨髓细胞学:骨髓增生明显活跃,粒系占 64.0%,红系占 9.2%,单核细胞占 10.0%(图 26-1~ 图 26-4);染色体核型:46,XY〔20〕,FISH:未检测到 –5/5q-、–7/7q-、20q-、+8、–Y 染色体异常;*BCR-ABL* 融合基因(–)。

【形态学检验图谱】

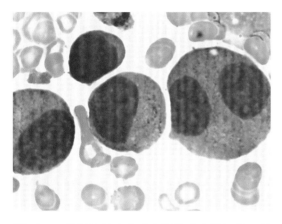

图 26-1　骨髓涂片中出现大量的病态粒细胞及单核细胞

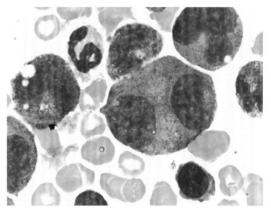

图 26-2　骨髓涂片中出现大量的病态粒细胞及单核细胞

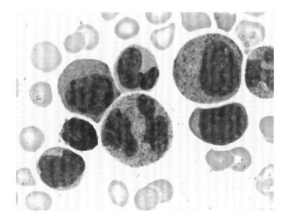

图 26-3　骨髓涂片中出现大量的病态粒细胞及单核细胞

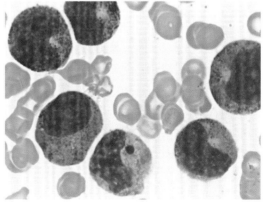

图 26-4　骨髓涂片中出现大量的病态粒细胞及单核细胞

【分析与体会】

幼年型粒 - 单核细胞白血病（juvenile myelomonocytic leukemia，JMML）是一种幼年造血干细胞克隆型疾病。其特点是粒系细胞和单核细胞恶性增生，红系和巨核系亦有病态造血。此病占 14 岁儿童 MPN/MDS 的 20%~30%，发病年龄从 1 个月至青春期。典型表现为肝、脾及淋巴结肿大，面色苍白，发热及皮疹。JMML 诊断要点如下：①外周血单核细胞绝对值 >1.0 × 10⁹/L；②外周血和骨髓涂片中原始细胞（包括幼稚单核细胞）比例 <20%；③Ph 染色体及 BCR-ABL 融合基因阴性；④加下列 2 项或 2 项以上：a. 血红蛋白 F（HbF）逐年增高；b. 外周血出现幼粒细胞；c. 白细胞计数 >10 × 10⁹/L；d. 有克隆性染色体异常，(7 号染色体单体)；e. 体外试验髓系前体细胞对粒 - 巨噬细胞集落刺激因子（GM-CSF）高敏。

本例患者为男性，儿童，以白血病及单核细胞增多为首发表现，还伴有脾脏肿大。JMML患者血红蛋白常减低，可见有核红及巨大红细胞。白细胞总数增高，通常在 25~35 × 10⁹/L，但也有 5%~10% 的患者白细胞计数 >100 × 10⁹/L，分类中以粒细胞为主，各阶段粒细胞均可见，单核细胞易见。原始细胞（包括幼单）<20%，一般在 5% 以下。NAP 无特异性，可减少、正常或增高。无 Ph 染色体，*BCR-ABL* 融合基因阴性，30%~40% 病例可发现核型异常（如单体 7 等)，但无特异性。

（张建富　王蓉，邮箱：zx230889zx@163.com）

27. 无法分类的骨髓增殖性肿瘤

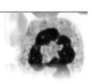

【案例经过】

患者，男，61 岁。主诉：体检时发现血小板升高 3 年。3 年前发现血小板计数 520.0 × 10⁹/L，无发热，无牙龈、鼻出血，来我院门诊就诊。骨髓细胞学：粒系、巨核系增生明显活跃，红系增生活跃，血小板成堆可见（图 27-1~ 图 27-4）。*BCR-ABL* 融合基因、染色体核型分析未见明显异常，未予特殊治疗。2014 年 6 月 12 日因发热、咳嗽、咳痰在我院住院，查胸部 CT 示右上肺空洞及钙化等病灶，右上肺及两下肺炎症，两上肺多发肺大疱，纵隔淋巴结肿大，双侧胸膜局部增厚，动脉粥样硬化，经抗感染治疗后好转。住院期间查血常规示贫血，血红蛋白 78.0g/L，目前患者无主诉。

【形态学检验图谱】

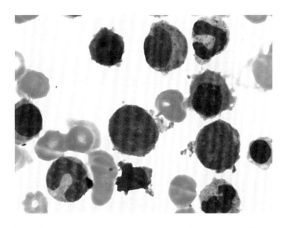

图 27-1 患者骨髓增生明显活跃,可见粒细胞胞质内颗粒减少或缺如,小原始粒细胞及原始细胞成双出现等病态粒系细胞

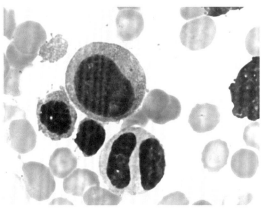

图 27-2 患者骨髓增生明显活跃,可见粒细胞胞质内颗粒减少或缺如,小原始粒细胞及原始细胞成双出现等病态粒系细胞

图 27-3 患者骨髓增生明显活跃,可见粒细胞胞质内颗粒减少或缺如,小原始粒细胞及原始细胞成双出现等病态粒系细胞

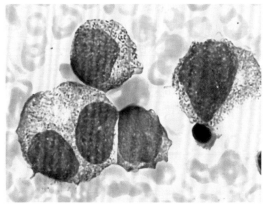

图 27-4 患者骨髓增生明显活跃,可见粒细胞胞质内颗粒减少或缺如,小原始粒细胞及原始细胞成双出现等病态粒系细胞

【分析与体会】

骨髓增生异常/骨髓增殖性肿瘤,无法分类(myelodysplastic/myeloproliferative neoplasms,unclassifiable,MDS/MPN,U)是指同时具有 MDS 及 MPN 的临床及形态学特点,同时又不符合 CMML、JMML、aCML 的诊断标准,无 *BCR-ABL* 融合基因,无 *PDGFRA*、*PDGFRB* 或 *FGFGR1* 基因重排的一类疾病。诊断标准如下:①不同程度的贫血,有或无巨大红细胞;②可有血小板增多(≥450×10⁹/L);③中性粒细胞可有发育异常,可见巨大的或颗粒减少的粒细胞;④原始细胞 <20%;⑤骨髓增生活跃,既有一系或多系的有效增生,同时又有其余系列的细胞存在发育异常。本例患者为老年男性,存在外周血血小板增多及贫血,骨髓中有可见粒系的病态

造血。本组疾病无特征性细胞及遗传学改变。

（张建富　王蓉,邮箱:zx230889zx@163.com）

28. 骨髓增殖和增生异常并存的疾病——不典型慢性粒细胞白血病

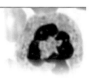

【案例经过】

　　患者,男,85 岁。主诉:皮肤瘀斑、咳嗽、头晕 1 个月余。查体:一般情况良好,心肺听诊无殊,肝肋下未及,脾肋下 1cm,浅表淋巴结未及,左臂处有一 2×3cm 大小瘀斑。血常规:血红蛋白 102.0g/L,白细胞计数 14.1×10^9/L,中性粒细胞 69.0%、嗜碱性粒细胞 2.0%、淋巴细胞 10.0%、单核细胞 7.0%、幼粒细胞 12.0%,可见病态粒细胞,原始细胞偶见,血小板 43.0×10^9/L(图 28-1)。骨髓涂片:增生明显活跃,粒细胞 72.5%(原始细胞 3%、早幼粒 10%),幼红细胞 13%,粒红比例 5.6:1,单核细胞 6.0%,巨核细胞 70 个/片。3 系细胞均易见病态细胞,粒系病态细胞(主要为双核、少分叶、多分叶和不易归类的异常)占 20.0%,红系病态细胞(主要为类巨变)占 54.0%,病态巨核细胞(小核巨核细胞)占巨核细胞的 26.0%(图 28-2,图 28-3)。细胞外铁阳性,内铁 27.0%,NAP 阳性 58.0%,积分 113。甲苯胺蓝染色阳性 2.0%(图 28-4),CD41 染色可见小核巨和淋巴样巨核细胞(图 28-5)。骨髓病理:粒细胞和巨核细胞两系增生显著活跃,粒细胞中晚阶段为主,原始细胞易见,散在性分布,嗜酸性粒细胞明显比 CGL 少见,小型病态巨核细胞多见(图 28-6),但未见明显的 ALIP 结构和巨核细胞错位性结构。贮存铁阳性(+),网状纤维染色阳性(+)。骨髓细胞 Ph 染色体阴性。

【形态学检验图谱】

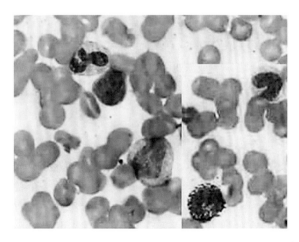

图 28-1　血常规,可见幼粒细胞和嗜碱性粒细胞,但百分比明显低于 CGL,而单核细胞则比 CGL 多见

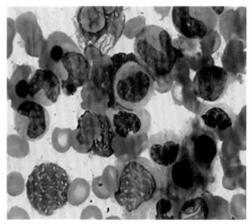

图 28-2　骨髓涂片,病态造血明显,图左上有 2 个类巨变晚幼红细胞,右下有 2 个淋巴样巨核细胞,还可见病态粒细胞

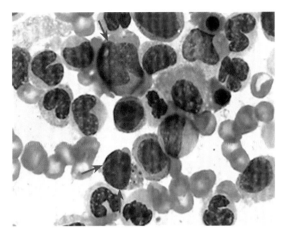

图 28-3 骨髓涂片,粒细胞增殖明显,箭头指处分别为病态粒细胞和嗜碱性粒细胞

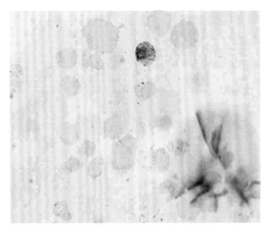

图 28-4 甲苯胺蓝染色,阳性细胞明显低于 CGL 骨髓象

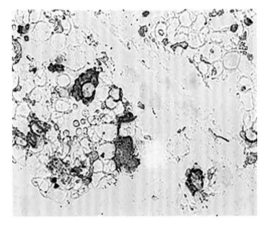

图 28-5 CD41 染色,有阳性的微小巨核细胞

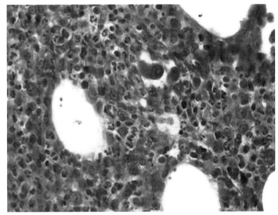

图 28-6 骨髓切片,粒系呈明显的增殖象,但图中上和偏右易见小巨核细胞

【分析与体会】

不典型慢性粒细胞白血病(atypical chronic myelogenous leukemia, aCML)是 WHO 新分类骨髓增生异常 / 骨髓增殖性疾病(MDS/MPD)的类型,为初诊时有骨髓增殖性疾病又有骨髓增生异常(粒系病态造血,常为多系病态造血)特征的不典型慢性粒细胞白血病,Ph 染色体和 *BCR-ABL* 融合基因阴性。诊断标准:外周血白细胞升高,幼粒细胞 >10%,原始细胞 <20%,嗜碱性粒细胞 <2%,单核细胞 <10%,有明显的粒系病态造血;骨髓粒系增殖和病态造血,有或无红系和巨核细胞病态造血,原始细胞 <20%;无 Ph 染色体和 *BCR-ABL* 融合基因。与 aCML 类似的疾病有 CMML、CGL、MPD 和 AML,需要作出鉴别诊断。CMML 同属 MDS/MPD 新分类疾病,但 CMML 外周血单核细胞明显增高(≥1 × 10⁹/L),骨髓单核细胞增多;CML 时白细胞、嗜碱性粒细胞和嗜酸性粒细胞的增加程度均显著于 aCML,也无明显病态造血,原始早幼粒细胞常 <10%,Ph 阳性(分子指标),与 aCML 不同;骨髓增殖性疾病,PV、ET

和 MPD-U 均无明显病态造血和外周血明显的单核细胞增高,可与 aCML 鉴别。

(朱蕾,邮箱:Zhulei121@126.com)

29. 奇怪的口角流涎

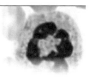

【案例经过】

患者,男,16 岁。主诉:头晕伴进食口角流涎 20 余天。患者 20 余天前无明显诱因出现头晕伴口干,左侧口角低垂,进食口角流涎,左眼闭眼不完全和左侧听觉过敏,至当地医院就诊。血常规:白细胞计数 $20.9 \times 10^9/L$,血小板计数 $40.0 \times 10^9/L$,诊断"左侧面神经炎",建议转上级医院治疗,骨髓常规:"急性白血病(具体不详)"建议化疗。于 2013 年 9 月 28 日至我科查血常规:白细胞计数 $102.7 \times 10^9/L$,淋巴细胞比例 89.4%,血红蛋白 131.0g/L,血小板计数 $25.0 \times 10^9/L$,收住入院,骨髓检查结果见图 29-1~ 图 29-5。

【形态学检验图谱】

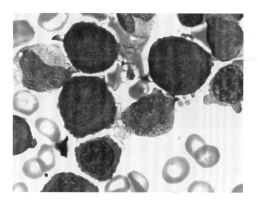

图 29-1　骨髓可见全髓细胞增生

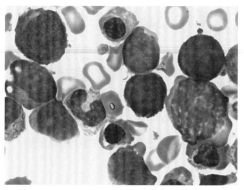

图 29-2　骨髓可见全髓细胞增生

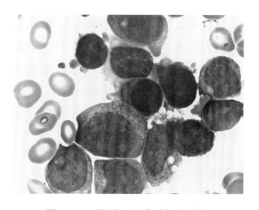

图 29-3　骨髓可见全髓细胞增生

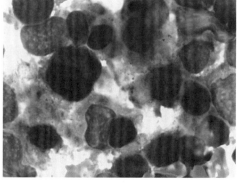

图 29-4　骨髓可见全髓细胞增生

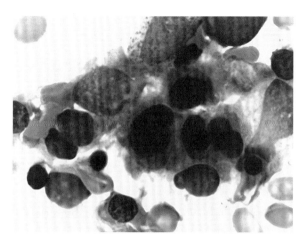

图 29-5　骨髓可见全髓细胞增生

【分析与体会】

急性全髓增殖症伴骨髓纤维化(acute panmyelosis with myelofibrosis)是一种全髓细胞增生伴骨髓纤维增生性疾病。WHO 关于造血和淋巴组织肿瘤分型中将其作为独立的亚型,与其他类型急性髓系白血病相比,该病发病率低,相关研究较少。该类患者血涂片中出现较多的原始细胞,红细胞形态基本正常,泪滴样红细胞及异型红细胞少见。骨髓往往容易干抽,增生明显减低,可见病态造血,原始细胞比例增高。骨髓病理:骨髓增生常为明显活跃或极度活跃,脂肪组织几乎消失;红系、巨核系明显受抑制,原始细胞显著增高,呈灶性分布,伴有明显的纤维组织增生。该类 AML 的诊断必须依靠骨髓活检,患者有骨髓纤维化的表现,但是起病急、有骨痛、外周血红细胞形态基本正常,泪滴样红细胞以及异型红细胞少见,肝脾增大不明显,与此同时,该患者还有急性白血病的表现,骨髓外周血中原始细胞明显增高。换句话说,当患者同时具有白血病和骨髓纤维化双重特点时,应高度怀疑 APMF 的可能。

【张建富副主任技师点评】

急性全髓增殖症伴骨髓纤维化很少见,预后不良,且由于合并骨髓纤维化,难以正确诊断。本病的主要特征是急性过程,其原始细胞显著增多提示 AML,常伴有病态造血和成熟障碍,且原始和成熟巨核细胞明显增多。APMF 的某些形态学特点与伴多系病态造血 AML 合并骨髓纤维化相同,尚不清楚两者是否为同一疾病的两种不同的临床表现。WHO 建议目前将他们看成是两个独立的疾病。关于 APMF 与 M7 的关系也有争议,WHO 认为,对白血病是原始巨核细胞增殖占优势,且伴骨髓纤维化,应诊断为 M7 伴骨髓纤维化;反之,若是全髓增殖伴骨髓纤维化,则称之为 APMF。

(张建富　王蓉,邮箱:zx230889zx@163.com)

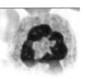

30. 年轻医生应增强自信,提高诊断水平

【案例经过】

　　一个星期日的下午,我带着女儿在公园暖暖地晒着太阳,正想着医院工作还真难得轻松一下,每周末仅有一天陪着年幼的女儿,觉得真亏欠她。这时,一年轻同事打来电话打断了我的思绪,让我第二天上班时帮忙分一张白细胞高于 $100×10^9/L$ 的血片,由于第二天他休息,所以让我分完片子帮忙把化验单审核了。我一听白细胞这么高,首先三个字在我脑海里出现,那就是"白血病",我让同事立刻先打电话给首诊医生,不必等分片的详细结果出来再发报告。第二天的分片结果肯定了我的想法,血片中几乎全是原始幼稚细胞。该病人为一男性,35 岁牙龈出血 20 天,胸骨压痛,职业为工人,有化学物质接触史。首诊血常规结果:WBC $118.4×10^9/L$,淋巴细胞 54.5%,Hb 135g/L,Plt $37.0×10^9/L$,幼稚细胞占 40.0%,D- 二聚体为 5420ng/ml。当时该患者的骨髓涂片已经送至细胞室,结合该患者的形态及其细胞化学染色(图 30-1~ 图 30-6)结果得出该患者是急性淋巴细胞白血病(ALL),建议免疫表型分析。

【形态学检验图谱】

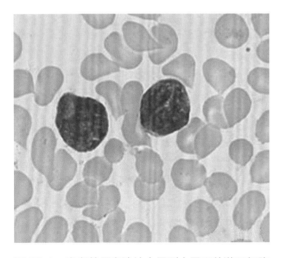

图 30-1　患者外周血涂片中见到大量原幼淋巴细胞

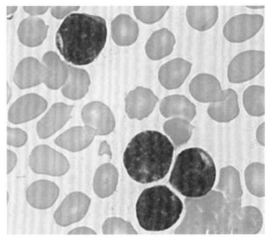

图 30-2　患者外周血涂片中见到大量原幼淋巴细胞

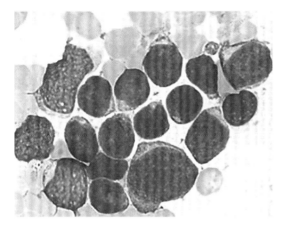

图 30-3　患者骨髓涂片布满原始幼稚淋巴细胞

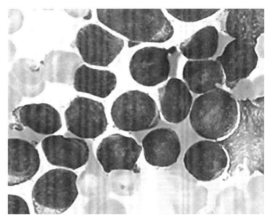

图 30-4　患者骨髓涂片布满原始幼稚淋巴细胞

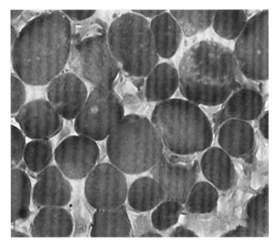

图 30-5　骨髓涂片苏丹黑染色显示阴性

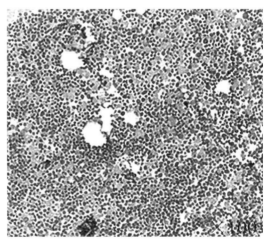

图 30-6　患者骨髓涂片有核细胞增生极度活跃

【分析与体会】

　　急性淋巴细胞白血病（ALL）是成人常见的起源于淋巴系统的恶性肿瘤,该病发病急骤,常伴发热、中至重度贫血、皮肤黏膜及内脏出血,全身淋巴结无痛性肿大,轻、中度肝脾肿大亦较其他白血病多见,胸骨压痛和骨关节痛较明显,此外,并发中枢神经系统白血病的发病率也较其他类型白血病高。急性淋巴细胞白血病的患者如能得到及时诊治,完全缓解的几率非常高。一直以来形态学检查都是诊断白血病的最主要、最基本的方法,由于血液系统疾病自身复杂性、异质性的特点,即使在实现检验自动化、流水线的今天,血细胞形态学检查仍然在白血病的诊断、观察疗效的过程中起着不可替代的作用。但目前的现状令人失望,部分检验人员过于依赖仪器,忽视了人工镜检重要性,或出于形态学学习的艰难的原因而不愿花时间在细胞形态学习上,从而导致早期血液疾病的漏诊和误诊。其实稍有经验的检验人员会发现白血病患者的外周血会出现相应变化,如正常造血受到抑制,出现异常细胞等。此病例白细胞明显增高,外周血及骨髓涂片几乎见一种类型原幼细胞,此类细胞体积中等偏大,类圆形,核质比较高,无颗粒,核类圆形,染色质呈泥浆状,核仁较清楚,骨髓涂片加做 SBB 染色呈阴性,此病例若从外周血涂片细胞形态辨认此类细胞为原幼型难度应该不大。

【徐炜烽主任技师点评】

每个医院检验科都有自己的特点和特长,同样也有在科室发展历史上一直解决不了的"顽疾"。就比如,年轻检验医师在形态学上的重视程度不够,包括老医生传帮带的缺失、到上级单位进行形态学进修的意愿不强等,导致不管血涂片结果难易,都依赖看形态学的老同志确认,这种方式都会被病理同行嘲笑,因为他们有比我们更完整的上岗前培训进修制度。当然,我们不是为了怕嘲笑,新一代检验医师要勇于承担起责任,与临床及时沟通,增加自信,第一时间给予临床诊断上帮助!

(陈兵华,邮箱:2007chenbinghua@163.com)

31. 命途多舛,五年两患白血病

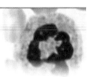

【案例经过】

患者,男,72 岁。主诉:面黄、乏力,就诊于我院。血常规:白细胞计数 9.4 × 10⁹/L,血红蛋白 73.0g/L,血小板计数 116.0 × 10⁹/L。外周血涂片:原始细胞 5.0%。骨髓象:增生明显活跃,原始粒细胞 28.0%(图 31-1~ 图 31-3),早幼粒细胞 8.0%;POX 染色阳性率 42.0%(图 31-4)。免疫分型示:CD34 占 78.2%,CD13 占 32.8%,CD33 占 88.2%,染色体示:46,XY。诊断为急性非淋巴细胞白血病 M2a,化疗后缓解。

2014 年 6 月 16 日该患者因"乏力"来我院复查血常规:白细胞计数 85.8 × 10⁹/L,红细胞计数 4.3 × 10¹²/L,血红蛋白 143g/L,血小板计数 58.0 × 10⁹/L;免疫分型:CD19 95.8%,CD10 98.8%,CD34 43.9%,HLA-DR 96.9%,CD33 54.0%,CD20 91.3%,CD79a 93.4% 和 CD22 41.2%;骨髓细胞形态学:骨髓增生明显活跃,原始粒细胞 4.0%,早幼粒细胞 1.0%,原始淋巴细胞 74.0%(图 31-5);免疫组织化学:POX 3.0%,CE 2.0%;NSE 0%,NSE+NaF 0% 和 PAS 25.0%(珠状)。诊断:急性淋巴细胞白血病(B 细胞型)。

【形态学检验图谱】

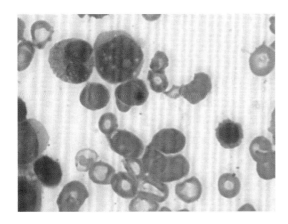

图 31-1　原始粒细胞(瑞特-吉姆萨染色,血涂片)

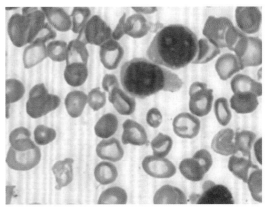

图 31-2　原始粒细胞(瑞特-吉姆萨染色)胞体圆形,胞质量少,浅蓝色,无颗粒,细胞核圆形,染色质细致疏松,核仁易见(2~5 个)

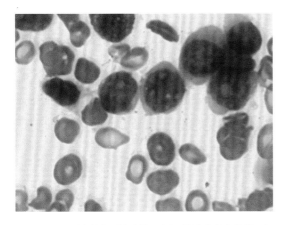

图 31-3　原始粒细胞(瑞特-吉姆萨染色)胞体圆形,胞质量少,浅蓝色,无颗粒,细胞核圆形,染色质细致疏松,核仁易见(2~5 个)

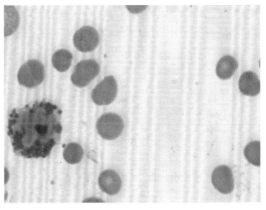

图 31-4　原始粒细胞 POX 染色阳性

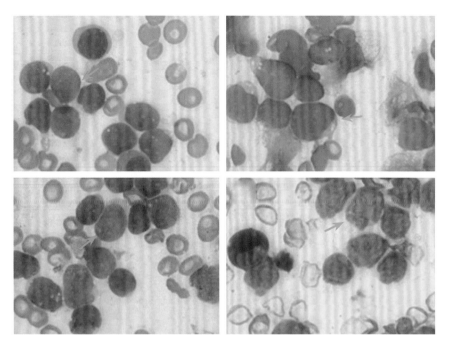

图 31-5　原始淋巴细胞（瑞特 - 吉姆萨染色）胞体圆形、类圆形,胞质量极少,可见空泡,核染色质颗粒状,核仁可见(1~2 个);原始淋巴细胞 POX 染色阴性

【分析与体会】

　　近几年来相关杂志均有二次肿瘤的报道,我院也发现一例乳腺癌 3 年后又患 AML-M5b 病例。该患者 5 年前通过骨髓细胞形态、细胞化学染色、免疫分型等检查诊断为"急性非淋巴细胞白血病 M2a",化疗效果较好,期间一直定期随访,维持缓解状态。而 5 年后患者白细胞升高,完善相关检查均示:"急性淋巴细胞白血病(B 细胞型)"。在排除 5 年前为"急性混合细胞白血病"。目前可以诊断为:患者二次肿瘤"急性淋巴细胞白血病"。两次均患急性白血病的病例实属罕见。

　　分析患者二次肿瘤"急性淋巴细胞白血病"原因:一是患者曾多次接受化疗药物,醌环类药物可引起第二次肿瘤;二是其他因素可导致造血干细胞克隆性病变增生。总之五年两患白血病,真可谓"命途多舛"。

(鹿群先,邮箱:545888962@qq.com)

32. 大意酿慢性淋巴细胞白血病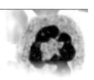

【案例经过】

　　患者,男,56 岁。主诉:3 年前无意中发现颈部无痛性多发性包块。无发热、乏力,无盗汗、体重减轻,当时未重视,未就诊。2012 年 11 月体检时发现白细胞 50.8 × 10⁹/L,淋巴细胞为 91.0%,建议复查,但患者又未复诊。今年患者再次体检又发现白细胞为 85.2 × 10⁹/L,淋巴细胞为 92.0%;均为成熟小淋巴细胞(图 32-1)。骨髓象:淋巴细胞系统异常增生,占有核细胞 73.5% 左右(图 32-2~ 图 32-4)。骨髓活检:组织内见灶性小淋巴细胞样细胞浸润。免疫分型示:成熟淋巴细胞占全部有核细胞 46.3%,表达:CD19 91.2%、CD20 86.7%、CD5 28.3%、CD22 71.9%、CD23 57.4%、CD200 89.5%,其中 CD5⁺CD19⁺CD20⁺ 细胞约占 18.4%;而 CD10、CD25、CD103、CD34、CD38、CD13、CD33、CD117、CD7、FMC7、sIgM、κ、λ 均为阴性,为异常淋系表型。B 超示:轻度脾肿大,双侧颈部、腋下、腹股沟低回声结节(肿大淋巴结)。提示:B 淋巴细胞增殖性疾病,CLL/SLL 可能。

【形态学检验图谱】

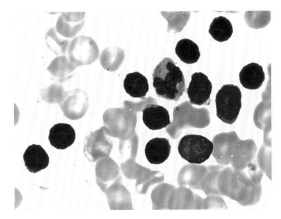

图 32-1　患者外周血中出现大量成熟小淋巴细胞

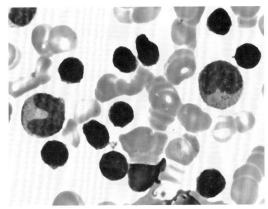

图 32-2　患者骨髓中出现大量成熟小淋巴细胞,此类细胞胞体小,胞质量少,胞核圆,核染色质粗,不见核仁

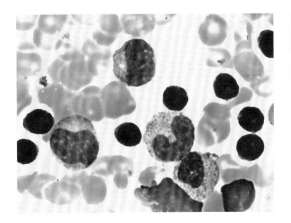

图 32-3　患者骨髓中出现大量成熟小淋巴细胞,此类细胞胞体小,胞质量少,胞核圆,核染色质粗,不见核仁

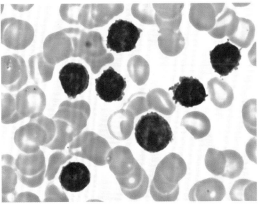

图 32-4　患者骨髓中出现大量成熟小淋巴细胞,此类细胞胞体小,胞质量少,胞核圆,核染色质粗,不见核仁

【分析与体会】

慢性淋巴细胞白血病/小细胞淋巴瘤(CLL/SLL)是一种以体积小而形态成熟的淋巴细胞在外周血、骨髓和外周淋巴器官中克隆性增殖为特点的恶性血液病。2001年,WHO分型定义CLL/SLL均为B细胞型。CLL是西方国家最常见的慢性白血病类型,占成人白血病的1/3,年发病率为2.7/10万;我国及亚洲其他地区该病相对少见,尽管缺少精确统计数据,但随着人口老龄化,CLL/SLL发病率有逐年增加趋势。CLL/SLL随年龄的增长而增加,60~80岁达到高峰,发病中位年龄72岁,生存期个体差异很大,从数月到十余年不等。约25%的患者无任何临床症状,因淋巴结肿大或体检血常规示淋巴细胞增多而怀疑本病。起病缓慢,不少病例因其他疾病检查时才被发现,可有乏力、发热、盗汗、消瘦、全身淋巴结肿大,最常见于颈部、腋窝、腹股沟处。50%患者有肝脾肿大。本例患者为男性,中老年人,以外周血白细胞及淋巴细胞增多为首发表现,伴有淋巴结及脾脏肿大;血涂片及骨髓涂片均可以看到大量成熟小淋巴细胞。CLL/SLL的形态诊断主要符合以下几点:首先,必须为成熟淋巴细胞;再次,外周血淋巴细胞绝对计数 >5.0×10⁹/L,更确切的说法是外周血B淋巴细胞绝对计数 >5.0×10⁹/L;最后,骨髓中淋巴细胞比例 >40.0%。CLL/SLL外周血涂片中均易看到涂抹细胞,又称篮细胞或破碎细胞,破碎细胞的多少,据报道与预后有关,破碎细胞增多,预后好。本例患者淋巴细胞免疫表型也证实为克隆性异常,符合CLL/SLL的免疫表型。所以本例患者应诊断为CLL/SLL。约80%CLL/SLL患者有克隆性核型异常。常规染色体核型分析,染色体异常检出率低(40.0%~50.0%)。荧光原位杂交(FISH)技术能明显提高染色体异常检出率。最常见的异常为del(13q14),其次为+12、IgH易位、del(17p13)、del(11q22)和del(6q23)。CLL患者常有Ig重链和轻链基因重排。根据免疫球蛋白重链基因可变区(IgVH)突变情况,可将B-CLL分成2种亚型:突变型和非突变型。

(张建富　王蓉,邮箱:zx230889zx@163.com)

33. 老年人淋巴细胞升高要警惕

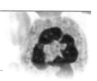

【案例经过】

患者,男,62岁。主诉:发现白细胞计数和淋巴细胞比例增高半年。患者于2013年2月体检,发现白细胞11.0×10⁹/L,淋巴细胞为66.1%,淋巴细胞计数为7.3×10⁹/L,未予注意。半年后查血常规:白细胞计数35.5×10⁹/L,淋巴细胞85.0%。B超:浅表淋巴结(双侧颈部、腋下、腹股沟)肿大,最大者左侧腹股沟2.8cm×0.8cm;脾脏肿大。骨髓细胞学:全片淋巴系细胞占72.5%,以成熟淋巴细胞为主,可见原幼细胞8.0%(图33-1~图33-4)。免疫分型:分析76.4%的成熟淋巴细胞群体,见61.6%成熟克隆性B淋巴细胞。FISH:P53缺失阳性39.0%,诊断B-PLL。患者化疗4个疗程,复查PET/CT评估为PR。现患者一般情况良好。

【形态学检验图谱】

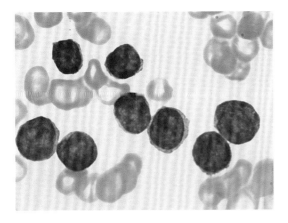

图 33-1　患者骨髓中的幼淋细胞,此类细胞胞体中等大小,胞质量中等,核圆,核染色质粗,有 1~3 个大核仁清晰可见,核膜厚

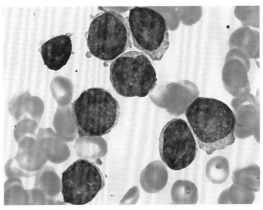

图 33-2　患者骨髓中的幼淋细胞

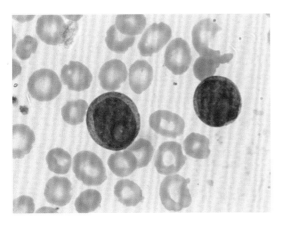

图 33-3　幼淋细胞

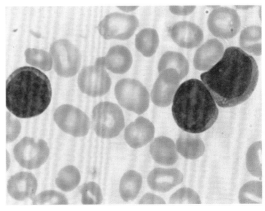

图 33-4　幼淋细胞

【分析与体会】

　　幼淋巴细胞白细胞(prolymphocytic leukaemia,PLL)是一种淋巴细胞恶性增生累及血液、骨髓和脾脏的慢性白血病。当血中幼淋巴细胞比例≥55% 时,可考虑诊断为 PLL;若幼稚淋巴细胞≥10% 而 <55%,可能为慢性淋巴细胞白血病(CLL)与幼稚淋巴细胞白血病(PLL)混合型(CLL/PLL)。常发生在老年人,男女比例为 4∶1,可分为 B-PLL 和 T-PLL 两型。临床症状为显著脾大,大多数患者淋巴结轻度肿大或不肿大;有乏力,体重减轻及出血倾向。本例患者为老年男性,以白细胞总数增高、淋巴细胞比例增高为首发表现,伴有全身多处淋巴结肿大。PLL 诊断主要条件:首先,PLL 患者外周血白细胞总数一般都增高;其次,幼稚淋巴细胞比例占淋巴细胞 55% 以上,此处所讲幼稚淋巴细胞不等同于急性淋巴细胞白血病中的幼稚淋巴细胞,无论是形态学及流式细胞术检查均提示此类细胞为成熟淋巴细胞。幼稚淋巴

细胞最主要的形态学特征为成熟淋巴细胞核内出现明显核仁,而且核膜厚。B-PLL 的核仁要比 T-PLL 的清晰。此患者流式细胞的结果也显示为成熟克隆性 B 淋巴细胞。B-PLL 常有 14 号染色体异常,+12、6q- 和 12 染色体重排,可见 *P53* 基因失活或突变,常有 Ig 重链和轻链基因重排。

(张建富　王蓉,邮箱:zx230889zx@163.com)

34. 可怕的毛细胞

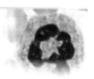

【案例经过】

　　患者,男,63 岁。主诉:咳嗽,咳痰,咯血伴腹胀。于当地医院就诊,查血常规:白细胞计数 47.8×10⁹/L,血红蛋白 38.0g/L,血小板计数 21.0×10⁹/L;CT 平扫:双肺肺炎,双侧胸腔积液,脾大、腹水;腹部 B 超:肝体积增大,脾大(224mm×85mm),腹腔少量积液;血培养:腐生性葡萄球菌;骨髓细胞学:粒系、红系、巨核系增生受抑,异常淋巴细胞占 88%,多数细胞可见毛状突起(图 34-1~ 图 34-4),提示"淋巴细胞增殖性疾病"骨髓象;免疫表型:CD19⁺、CD20⁺、CD5⁺、CD10⁻、CD103⁺、CD11c⁺、CD2⁺,L 链限制性表达,可见约 69.5%CD5⁻CD10⁻ 成熟单克隆 B 淋巴细胞,免疫表型符合 HCL;骨髓病理 +IHC 示:CD20⁺、PAX5⁺、CD79a⁺、MUM-1⁺、CD3⁺、CD5⁺、CD23⁻、CCND1⁻。诊断提示毛细胞白血病。

【形态学检验图谱】

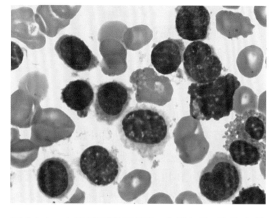

图 34-1　大量异型淋巴细胞,此类细胞,胞体中等大,胞质量中等,边缘不整齐,有毛刺样突起。胞核圆,核染色质较粗,不见核仁

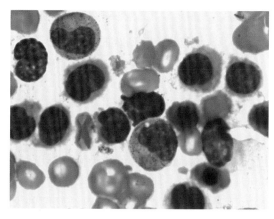

图 34-2　大量异型淋巴细胞,此类细胞,胞核圆,核染色质较粗,不见核仁

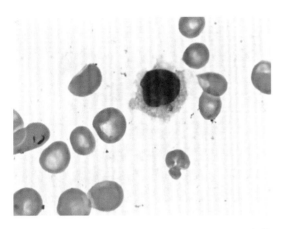

图 34-3　大量异型淋巴细胞,此类细胞,胞体中等大,胞质量中等,边缘不整齐,有毛刺样突起。胞核圆,核染色质较粗,不见核仁

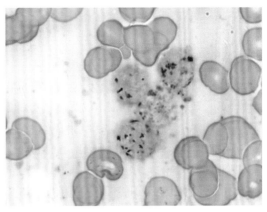

图 34-4　异型淋巴细胞:此类细胞酸性磷酸酶抗酒石酸染色阳性

【分析与体会】

　　毛细胞白血病(hairy cell leukaemia,HCL)属于成熟小 B 细胞淋巴瘤的一种,因外周血和骨髓中可见毛发样胞质突起的淋巴细胞(毛细胞)而得名。中老年人发病,但儿童期可以发生本病。男女比例 5:1。大多患者表现为疲乏、无力、发热和出血。几乎所有患者都有脾大,少数患者腹腔淋巴结大和肝大。多数伴全血细胞减少。其他可伴有机会性感染,少数有血管炎、出血性疾病、神经疾病、骨骼侵犯和免疫功能异常。多数 HCL 患者外周血白细胞减低。

　　本例患者为老年男性,以白细胞增高、淋巴细胞比例增高,伴有脾脏明显肿大为主要表现。外周血及骨髓涂片均见大量边缘有毛刺样突起的“毛细胞”,此类细胞大小相当于幼稚淋巴细胞,直径为 10~20μm,核形多种多样,大多呈圆形,染色质疏松海绵样或呈致密状,无或偶见嗜天青颗粒。根据胞质特点可分为两类:①典型毛细胞:可见典型毛发状突出物,长短数量不一,毛细胞胞质突出物可能很细,似毛发状或相当宽,不规则,似伪足;②不典型毛细胞:胞质边界不清,呈锯齿状或似被撕扯状,或似异常淋巴细胞胞质。此类细胞最特殊的细胞化学染色为酸性磷酸酶抗酒石酸染色阳性,而其他淋巴增殖性疾病均为阴性。典型的 HCL 的免疫表型为 slg⁺(强表达)、CD19⁺、CD20⁺(强表达)、CD22⁺(强表达)、CD79a⁺、CD5⁻、CD10⁻、CD23⁻、CD11c⁺(强表达)、CD25⁺、CD103⁺、CD123⁺、FMC7⁺、annexinA1⁺(最特异性标记,其他小 B 细胞无)。

(张建富　王蓉,邮箱:zx230889zx@163.com)

35. 不容小觑的颗粒淋巴细胞（LGL）

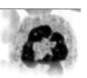

【案例经过】

  患者,男,38 岁。主诉:发热,最高体温达 39.5℃。患者发热前有寒战,无咳嗽、咳痰。血常规:白细胞计数 36.4×10⁹/L,血小板计数 57.0×10⁹/L;腹部 B 超:肝脏体积增大,回声增粗,胆囊结石;骨髓细胞形态学:淋巴细胞比例增高,颗粒淋巴细胞明显增多(图 35-1~ 图 35-4);外周血涂片:淋巴细胞比例增高,颗粒淋巴细胞占淋巴细胞 87.0%;外周血流式细胞学:淋巴细胞占 72.0%,其中 CD3⁺ 细胞占 70.9%,CD5⁺ 细胞占 20.1%,CD4 细胞占 18.0%,CD8 占 52.9%,CD3⁺CD8⁺ 细胞表达 CD158b:1.5%,CD161:0.5%,CD158i:2.3%,CD158e:4.6%,CD158a:1.6%,CD16:1.6%,CD94:88.1%,CD160:77.4%。EBV-DNA 定量:1.5×10⁷cps/ml,CMV-DNA 定量:<500/ml。综合临床实验室检查结果,诊断为 T 大颗粒细胞白血病。予甲氨蝶呤 25mg、泼尼松 30mg 治疗。

【形态学检验图谱】

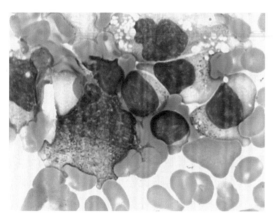

图 35-1　成熟淋巴细胞,此类细胞胞体中等大小,胞质量中等

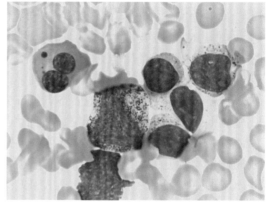

图 35-2　成熟淋巴细胞,此类细胞胞质量中等,胞质内可见大小、数量不等的紫红色颗粒

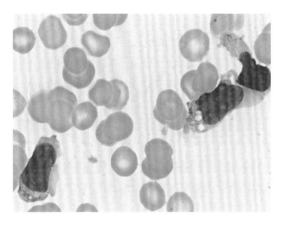

图 35-3　成熟淋巴细胞,此类细胞胞质中可见数量不等的紫红色颗粒,胞核染色质粗,不见核仁

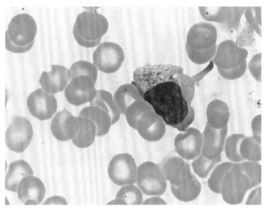

图 35-4　成熟淋巴细胞,此类细胞胞体中等大小,胞质量中等,胞质内可见大小,数量不等的紫红色颗粒,胞核染色质粗,不见核仁

【分析与体会】

　　T大颗粒淋巴细胞白血病(T-cell large granular lymphocytic leukaemia,T-LGL)是一种以外周血大颗粒淋巴细胞持续(>6个月)增多,大颗粒淋巴细胞通常在(2.0~20.0)×10⁹/L为特征的异质性疾病。主要累及外周血、骨髓、肝和脾,累及淋巴结罕见。

　　本例患者以淋巴细胞增多为主要表现,肝脏肿大。外周血及骨髓中出现大量胞质内有颗粒(嗜天青颗粒)的成熟淋巴细胞,颗粒的数量及大小不定。免疫表型也证实存在克隆性异常。临床工作中观察淋巴细胞的同时,我们一定要注意观测有无颗粒淋巴细胞及颗粒淋巴细胞在淋巴细胞中的比例。笔者认为,当计数100个淋巴细胞,颗粒淋巴细胞>30%时,应该提示临床予以重视,并进行流式细胞学检查,检测是否有克隆性异常的证据。LGL为成熟T细胞免疫表型,可分为以下几种类型。普通型(占80%)CD3⁺、CD4⁻、CD8⁺、TCRαβ⁺;罕见型:①CD3⁺、CD4⁺、CD8⁻、TCRαβ⁺;②CD3⁺、CD4⁺、CD8⁺、TCRαβ⁺;③CD3⁺、TCRγδ⁺,(CD4、CD8表达不定)。CD11b、CD56和CD57表达不定。

（张建富　王蓉,邮箱:zx230889zx@163.com）

36. 生殖细胞恶性肿瘤引起 Burkitt 淋巴瘤

【案例经过】

　　患者,男,14岁。主诉:头晕、恶心、乏力,于2014年4月6日再次入院。1年前患者因胸痛、咯血、高热第一次入住我院。检查发现"胸腔纵隔起源肿瘤",于2011年4月11日行右侧纵隔巨大肿瘤切除术、右肺中叶及上叶前段切除术、胸膜粘连松解术。术后病理:纵隔生殖细胞恶性肿瘤。术后给予化疗、放疗,并间断给予天晴依泰、吉赛欣、注射用胸腺肽治疗,一般情况较差。查体:T:37.4℃,P:92 次 / 分,R:20 次 / 分,BP:120/70mmHg。神志清楚,急性病容,皮肤巩膜无黄染,颌下扪及肿大淋巴结,心肺无异常,腹软,无压痛及反跳痛,肝脾肋下触及,质软,无触痛,双下肢无水肿。辅助检查:腹部彩超示肝脾肿大。生化:UA 1164.9μmol/L,LDH 9296.0IU/L,HBDH 7909.0IU/L。血常规:白细胞计数 7.6×10^9/L,红细胞计数 4.4×10^{12}/L,血红蛋白 121.0g/L,血小板计数 49.0×10^9/L。外周血涂片:中性分叶核粒细胞 18.0%,中性杆状核粒细胞 15.0%,中幼粒细胞 9.0%,晚幼粒细胞 6.0%,嗜酸性粒细胞 3.0%,淋巴细胞 30.0%;异常细胞 12.0%,细胞体积较大,大小较一致,胞质染深蓝色,胞核染色质粗糙,胞质及胞核上有空泡(图 36-1A,图 36-1B)。骨髓活检:弥漫性 MPO⁻、CD20⁺、CD10⁺、TdT⁻、CD99⁻、CD34⁻、CD56⁻、CD3ε⁻ 的淋巴样母细胞浸润,Ki-67 阳性率 >90%;骨髓细胞形态学表现见图 36-1C,图 36-1D,其免疫表型结果为 B 细胞相关抗原(CD20、CD19、CD22)均表达,CD34⁻,符合 Burkitt 淋巴瘤细胞特征。

【形态学检验图谱】

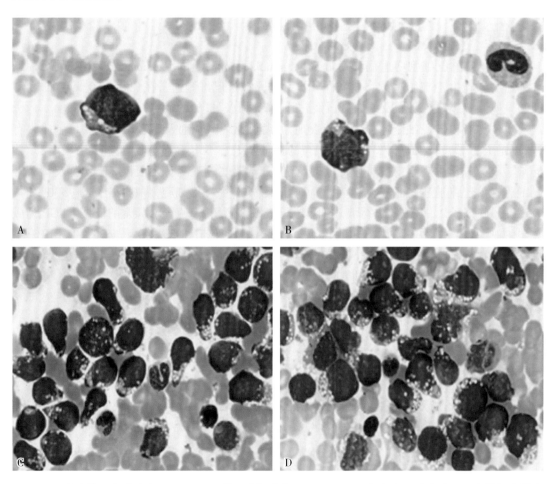

图 36-1　患者外周血涂片中可见 Burkitt 淋巴瘤细胞(A、B;10×100);患者骨髓涂片可见有核细胞增生明显活跃伴大量 Burkitt 淋巴瘤细胞(C、D;10×100)

【分析与体会】

Burkitt 淋巴瘤（Burkitt lymphoma, BL）是一种高度侵袭性淋巴瘤，常发生在淋巴结外（颌骨、空肠、回肠、网膜、卵巢、肾及乳腺等）或表现为 L3 型急性淋巴细胞白血病（FAB 分型）。包括地方性、散发性和免疫缺陷相关变异型。地方性都与 EB 病毒（Epstein-Barr virus, EBV）感染有关；免疫缺陷相关的 Burkitt 淋巴瘤通常与 HIV 感染有关，或发生在移植后患者服用免疫抑制药物的情况下。该病主要发生在儿童和青年，男性多于女性。最常出现在生活在疟疾流行地区的儿童，有研究认为慢性疟疾感染可能降低了对 EB 病毒的抵抗。虽然该患者未被证实感染过疟原虫、EBV、HIV，但 1 年多前因生殖细胞肿瘤行手术并行放化疗，导致其免疫系统受损，可能引发了 Burkitt 淋巴瘤。

血液及骨髓里的 Burkitt 淋巴瘤细胞（即 FAB 分型的 L3 型急性淋巴细胞白血病细胞），因含大量空泡易于辨认。其主要形态学特征：细胞大小和形态较一致，核规则或不规则，染色质粗糙，胞质深嗜碱性，胞质和胞核脂性空泡（见图 36-1A、B、C、D）。BL 由单一、中等大小的 B 细胞组成，所有病例都有 *MYC* 基因异位 t(8;14)(q24;q32)。由于 BL 不同的类型和累及的部位不同，临床表现有所不同。骨髓受累是预后不良的信号，提示患者体内瘤负荷很高，常出现高尿酸和高 LDH。

【参考文献】

[1] Molyneux EM, Rochford R, Griffin B, et al. Burkitt's lymphoma. The Lancet, 2012, 379(9822): 1234-1244.

[2] Swerdlow SH, Campo E, Harris NL, et al. WHO Classification of Tumours of Haematopoitic and Lymphoid Tissues, 4th ed. IARC, Lyon, France, 2008: 262-264.

[3] 周小鸽、陈辉树. 造血与淋巴组织肿瘤病理学和遗传学. 北京. 人民卫生出版社. 2006: 200.

（曾婷婷，邮箱：zingteng80@gmail.com）

37. 鼻塞"后遗症"

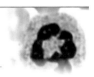

【案例经过】

患者，女，61 岁。患者于 2012 年底发现鼻塞，伴低热，就诊于外院，查示"左侧鼻咽部见团块状新生物"，活检病理诊断为（鼻腔）黏膜慢性炎伴淋巴组织增生，"CD3(++)，CD20(+)，CD43(++)，CD56(−)"。予以糖皮质激素和抗炎等治疗后好转。2013 年 12 月患者无意中触及双侧颈部包块，以右颈部明显，最大约 3cm×4cm 大小，无疼痛，间断伴有发热 <38.5℃，行右颈部包块（淋巴结）活检，活检病理组织诊断："ALK 阳性的间变性大细胞淋巴瘤"。免疫组织化学标记示肿瘤细胞 CD3(++)，CD43(++)，CD30(+)，ALK(+)，CD20(−)，CD79a(−)，CD56(−)，bcl2(+)，MUM-1(++)，Ki-67 约 40%+。近 2 个月来食欲欠佳，乏力明显，行放化疗治疗。患者骨髓检查结果见图 37-1~图 37-4。

【形态学检验图谱】

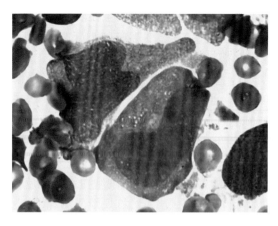

图 37-1　患者骨髓中出现大量淋巴瘤细胞,此类细胞胞体大,异型性明显,胞质量丰富,呈蓝色,可见空泡,胞核圆或不规则,核染色质粗糙,部分可见明显大核仁

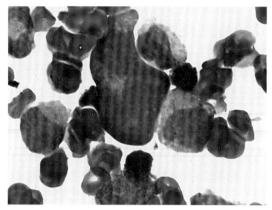

图 37-2　淋巴瘤细胞:胞体大,异型性明显,胞质量丰富,呈蓝色,可见空泡

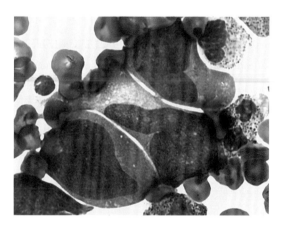

图 37-3　患者骨髓中的淋巴瘤细胞

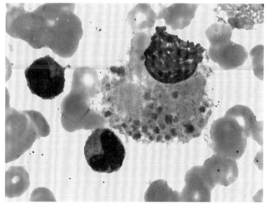

图 37-4　患者骨髓中出现反应性噬血细胞

【分析与体会】

　　本例为老年,女性,以鼻塞、低热和淋巴结肿大为主要表现。淋巴结活检提示淋巴瘤。WHO 规定,淋巴瘤患者骨髓中淋巴瘤细胞 <25% 时,应诊断为淋巴瘤骨髓侵犯;骨髓中淋巴瘤细胞≥25% 时,应诊断为淋巴瘤白血病。淋巴瘤的诊断主要依赖于淋巴结活检,但临床上很多患者并没有明显肿大的淋巴结,或者肿大的淋巴结是深部淋巴结,或者靠近体内重要器官,无法取材。在骨髓涂片中看到类似淋巴瘤细胞,或骨髓中有噬血细胞时,应该查找有无淋巴瘤的证据。骨髓免疫分型及 PCR-IgH、PCR-TCR 重排可以帮助检测是否存在克隆的异常细胞,从而辅助诊断淋巴瘤。近 90% 非霍奇金淋巴瘤(NHL)有染色体异常,其中染色体易位导致癌基因表达异常在 NHL 发生过程中有重要作用,也是诊断和判断预后的重要指

标。75% 以上的 Burkitt 淋巴瘤伴有 t(8;14)(q24;q32)及其变异型 t(2;8)(p11;q24)、t(8;22)(q24;q11);绝大多数套细胞淋巴瘤(MCL)有 t(11;14)(q13;q32)及变异型 t(11;19)(q13;q32);80%~90% 滤泡性淋巴瘤(FL)和 20%~30% 弥漫性大 B 细胞淋巴瘤(DLBCL)有 t(14;18)(q32;q21);一部分小淋巴细胞淋巴瘤(SLL)中出现 t(14;19)(q32;q13);约 40%DLBCL 出现 t(3;14)(q27;q32)及变异型 t(2;3)(p11;q27)、t(3;22)(q27;q11)、另有约 4% 出现 t(14;15)(q32;q11~13);约 50% 淋巴浆细胞淋巴瘤(LPL)有 t(9;14)(p13;q32);50% 结外黏膜相关淋巴组织边缘带 B 细胞淋巴瘤(MALT 淋巴瘤)有 t(11;18)(q21;q21),在 MALT 淋巴瘤中其他经常性易位为 t(1;14)(p22;q32);30%~40% 间变大细胞淋巴瘤(ALCL)有 t(2;5)(p23;q35)。可用常规染色体显带、荧光原位杂交(FISH)及 RT-PCR 技术检测上述染色体易位及基因突变,还可用 PCR 检测 T 细胞受体(TCR)和免疫球蛋白重链(IgH)基因重排。

(张建富　王蓉,邮箱:zx230889zx@163.com)

38. 体检后淋巴瘤

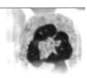

【案例经过】

患者,男,50 岁。主诉:乏力伴盗汗 1 个月余。患者于 2013 年 10 月,出现无明显诱因的乏力,伴夜间出汗,无发热。血常规:白细胞计数 30.2×10⁹/L,中性粒细胞 4.2×10⁹/L,淋巴细胞 24.8×10⁹/L,血红蛋白 146.0g/L,血小板计数 110.0×10⁹/L;外周血涂片:白细胞总数增高,分类分叶核比例减低,淋巴细胞比例增高,可见大小双核淋巴细胞。CT:全身浅表和深部多发淋巴结肿大,符合淋巴瘤表现。淋巴结活检免疫表型:CD3⁻,CD5⁻;肿瘤细胞 CD20⁺,PAX5⁺,CD10⁺,bcl-2⁺,ki-67 约 20.0%,CD30⁻,MUM1⁻,CyclinD1⁻;FDC 网络 CD21⁺,CD23⁺;背景淋巴细胞 CD3⁺,CD43⁺。结合 HE 切片诊断为滤泡性淋巴瘤(Ⅰ~Ⅱ,低级别)。

外周血流式细胞术:R1 门淋巴细胞占 65.70%,表达:FMC7 阴性,CD19⁺CD23⁺:47.2%,CD5⁺CD19⁺:阴性,CD22:5.0%,CD20:60.0%,CD19:61.6%,CD10:38.5%,CD25:15.6%,CD19⁺CD200:53.0%(mean 47.4%),CD19+CD148:41.2%(mean 63.40%),CD19⁺ 细胞表达:K60.6%,L:阴性,CD38:阴性,提示:慢性 B 淋巴细胞增殖性疾病(CD5⁻CD10⁺)。骨髓病理:滤泡性淋巴瘤侵犯骨髓。免疫组化:CD3(散在 +),CD5(散在 +),CD10(++),CD20(+++),PAX5(+++),CD23(少量 +),BCL-2(+++)。荧光原位杂交(FISH):P53 缺失:10/300(<5%);t(14;18):1R1G2F:259/300。骨髓和外周血细胞学检查见图 38-1~ 图 38-4。患者确诊滤泡性淋巴瘤(Ⅳ期 A 组 ECOG 0 分,FLIPI 12 分)。使用利妥昔单抗治疗,现病情稳定。

【形态学检验图谱】

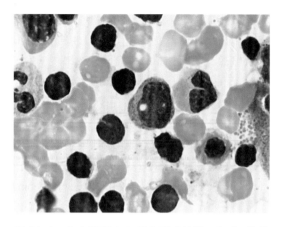

图 38-1　患者骨髓中出现大量成熟淋巴细胞,此类淋巴细胞胞体中等大小,胞质量少,核染色质粗不见核仁,部分可见明显核裂

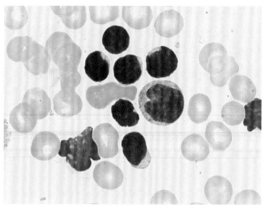

图 38-2　患者骨髓中出现大量成熟淋巴细胞,此类淋巴细胞胞体中等大小,胞质量少,核染色质粗不见核仁,部分可见明显核裂

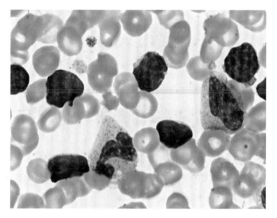

图 38-3　患者骨髓中出现大量成熟淋巴细胞,此类淋巴细胞胞体中等大小,胞质量少,核染色质粗不见核仁,部分可见明显核裂

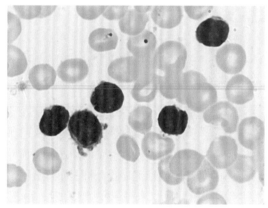

图 38-4　患者外周血可见大量此类淋巴细胞

【分析与体会】

　　滤泡性淋巴瘤(follicular lymphoma,FL)是生发中心淋巴瘤,为 B 细胞来源。滤泡中心细胞是指中心细胞(又称有裂细胞)和中心母细胞(又称无裂细胞)。发病中位年龄 60 岁,男女比 1∶1.7,20 岁以下者罕见。FL 主要累及淋巴结,也可累及骨髓、外周血、Waldeyer 环。不少患者在诊断时肿瘤已经有扩散,患者除有淋巴结肿大外,常无其他症状。本例患者为中年男性,以白细胞及淋巴细胞增多为主要表现,影像学检查证实有多发淋巴结肿大。淋巴结活检证实为滤泡性淋巴瘤。骨髓涂片及外周血涂片可大量成熟淋巴细胞,此类淋巴细胞最主要的形态学特点是细胞核内出现核裂细胞,有核裂的淋巴细胞可以出现于所有小 B 淋巴瘤

中,但以 FL 中最多见也最常见。所以当容易看到此类细胞时,应提示临床医生注意有无 FL 侵犯骨髓的可能。本例患者淋巴结病理、免疫组织化学以及流式细胞学均提示为滤泡性淋巴瘤,在骨髓及外周血中出现大量肿瘤细胞,提示已经到了白血病期。FL 有 Ig 重链和轻链基因重排。80%FL 都有 t(14;18)(q32;q21)和 *BCL*-2 基因重排。t(14;18)与预后无关。+7、+18、3q21-28、6q23-26、17p 异常发生率为 20%、20%、15%、15% 和 15%。少数有 t(2;8)(p12;q21)。

(张建富　土蓉,邮箱:zx230889zx@163.com)

39. 外周血中的 T 淋巴母细胞淋巴瘤细胞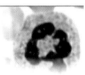

【案例经过】

患者,男,11 岁。主诉:患颈部数个小包块,伴低热、盗汗、乏力 1 个月。查体:右侧锁骨上可触及 3 个肿大淋巴结,与周围组织粘连,无压痛,脾大。入院后多次复查血常规:白细胞显著增高(100.0~120.0)× 10⁹/L,血涂片可见约有 20%~30% 的淋巴细胞,其有类似原始或幼稚型变异淋巴细胞样形态学改变(图 39-1~图 39-4)。

流式细胞术结果提示:初步诊断为 T 淋巴母细胞白血病 / 淋巴瘤。电话通知病房立即行骨髓穿刺及骨髓病理活检,确诊为 T 淋巴母细胞淋巴瘤。

【形态学检验图谱】

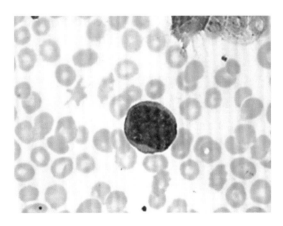

图 39-1　患者外周血涂片中的 T 淋巴母细胞

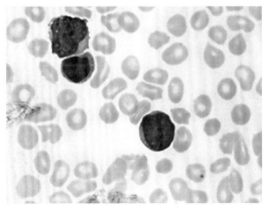

图 39-2　T 淋巴母细胞:表现为小至中等大,染色质中等致密至稀疏,核仁不明显

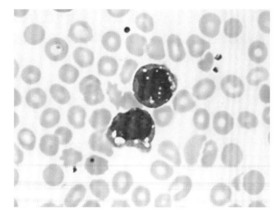

图 39-3　T 淋巴母细胞：部分细胞存在空泡

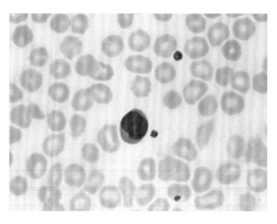

图 39-4　正常淋巴细胞

【分析与体会】

T 淋巴母细胞白血病 / 淋巴瘤（T-LBL）是起源于胸腺淋巴细胞来源的高度侵袭性非霍奇金淋巴瘤（NHL）。T-LBL 是非常少见的高度恶性肿瘤，约占 NHL 的 2%，其中 80% 为 T 细胞性。新的 WHO 淋巴瘤分类标准将 T-LBL 归类于前驱淋巴组织肿瘤，将成人 T-LBL 归类于成熟 T/NK 细胞淋巴瘤。T-LBL 多发于少年及青年，中位发病年龄在 20 岁左右。以男性多见。病变广泛，进展迅速，肿瘤组织浸润淋巴和淋巴结外组织器官，表现为多发性淋巴结肿大。50%~80% 的病例累及横膈以上淋巴结，多有纵隔肿块伴胸腔积液。T-LBL 典型的细胞形态学表现为小至中等大的母细胞，染色质中等致密至稀疏，核仁不明显，可累及骨髓及外周血，骨髓中肿瘤细胞占 25% 以上也称为 T 淋巴母细胞性白血病，但有时原发于淋巴结或结外部位（T-LBL），不伴有或仅轻微伴有外周血或骨髓受累，应诊断为 T 淋巴母细胞淋巴瘤。由于 T 淋巴母细胞其形态不典型，有时易与原始幼稚型变异淋巴细胞相混淆，造成漏诊误诊。

该病主要是根据组织病理、免疫表型和细胞遗传学来明确诊断。病理形态方面肿瘤细胞中等偏小，核质比高，核圆形、卵圆形或曲核，多数肿瘤细胞几乎无细胞质，少数肿瘤细胞体积稍大，细胞质丰富，核形不规则，核染色质散在分布，可有相对明显的核仁，核分裂象多见。免疫组织化学：前 T 细胞表达 TdT⁺、LAT⁺、CD99⁺ 等，其他 T-LBL 诊断的重要抗体有 CD3、CD43、CD7、CD2、CD5、CD4、CD8、CD10 等。TdT⁺ 是较为特异和敏感的标志物，但也有 20% 的肿瘤不表达 TdT⁺。T 细胞活化衔接因子（linker for activation of T cells，LAT）是广谱 T 细胞标记物，在未成熟 T 细胞中早于 TdT 表达，当其他 T 细胞标记物为阴性时，LAT 用以确认是否为 T 细胞性来源，是 T 细胞特异性标记物。大多数 T-LBL 表达 CD99，但 CD99 并非为特异性指标。大部分表达 T 细胞特异性标志物 CD43⁺、CD3⁺。上述指标的联合应用有助于 T-LBL 的正确诊断。

T-LBL/ALL 是青少年高度恶性的淋巴造血系统肿瘤，病情发展迅速，预后差。T-LBL/ALL 临床分期、免疫表型、Ki-67 表达水平均与预后相关，一旦确诊，尽早有效联合化疗，配合自体造血干细胞移植，能提高短期疗效和长期生存率。T-LBL/ALL 由于发病率低，临床诊断困难，易误诊。诊断主要依据临床表现、组织病理活检、穿刺细胞学、骨髓细胞学、组织学、流式细胞学和相关融合基因、抗原受体基因重排、染色体检查，以及既往有无相关血液病史等。

但是初诊患者的外周血形态学筛查仍然是初筛 T-LBL 的重要手段。免疫组织化学是确诊的必要手段。为及早发现 T-LBL，外周血中的 T 淋巴母细胞形态识别十分必要。同时要注意与变异淋巴细胞的鉴别诊断。这是区分异常形态细胞良恶性的关键。

（毛志刚，邮箱：mzg101@163.com）

40. 皮肤病首现的 Sezary 综合征

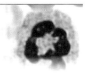

【案例经过】

患者，女，71 岁。主诉：患者皮肤瘙痒、皮色变红伴疼痛 3 个月余。自 2009 年来出现全身皮肤瘙痒、疼痛，颜色逐渐变红，于外院就诊，诊断"皮肌炎"，予糖皮质激素治疗（具体药物及用法不详）。2010 年 8 月左大腿内侧病理活检：鳞状上皮增生，角化过度，上皮下小血管轻度增生，周围少量淋巴细胞浸润，间质水肿；免疫组织化学：（皮肤）真皮慢性炎症伴少量淋巴组织增生。增生的淋巴组织 CD45RO（++），CD20（+），CD3（+），PAX-5（+），CD56（−），PF（−），结合 HE 染色，本例为"皮肤慢性炎症和真皮小血管增生"。2011 年 4 月，血常规：白细胞计数 20.8×10^9/L，中性粒细胞计数 4.6×10^9/L，淋巴细胞计数 12.8×10^9/L，血红蛋白 125.0g/L，血小板计数 166.0×10^9/L。外周血流式细胞术：CD3$^+$/CD4$^+$/CD8$^-$ 81.7%，CD3$^+$/CD4$^-$/CD8$^+$ 12.6%，CD3$^+$/CD19$^-$ 95.0%，CD3$^-$/CD19$^+$ 0.5%，CD3$^+$/CD56$^-$ 95.3%，CD3$^-$CD56$^+$ 2.0%，CD3$^+$/HLA$^-$DR$^-$ 91.3%，CD3$^+$/HLA$^-$DR$^+$0.2%，CD3$^-$/HLA$^-$DR$^+$ 0.3%，CD3$^+$/CD25$^-$ 93.6%，CD3$^+$/CD25$^+$ 0.3%，CD4$^+$/CD8$^+$ 比 值 6.5，CD3$^+$CD4$^+$CD25$^+$ 0.2%，CD3$^+$CD4$^+$CD25$^-$ 82.7%，CD3$^+$CD4$^-$CD25$^+$ 0.0%。骨髓象：淋巴细胞稍多，偶见原、幼淋巴细胞（图 40-1~ 图 40-4）。

【形态学检验图谱】

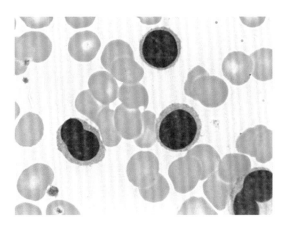

图 40-1　淋巴细胞：部分核型不规则，核染色质粗，呈脑回样，核仁不见

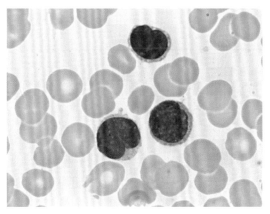

图 40-2　淋巴细胞：胞体中等偏小，胞质量中等，核圆或椭圆，部分核型不规则，核染色质粗，呈脑回样，核仁不见

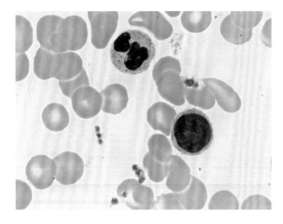

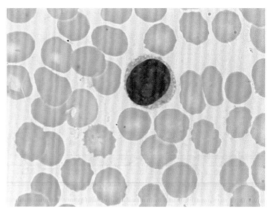

图 40-3　患者骨髓中的淋巴细胞　　　　图 40-4　患者骨髓中的淋巴细胞

【分析与体会】

　　Sezary 综合征是以皮肤损害为原发病变的一种 T 细胞型非霍奇金淋巴瘤,为蕈样肉芽肿的一个亚型。其特征为剥脱性红皮病表现,伴有瘙痒、浅表淋巴结肿大和肝脾肿大,以及白细胞增多并伴有脑回状核的异型 T 淋巴细胞(称 Sezary 细胞)。该类细胞最先由 Alibert 描述,后 Sezary 进一步做了报道而因此得名。白细胞数一般增高,多为(15.0~20.0)×10⁹/L,有时更高。分类可见特殊形态 Sezary 细胞,>10% 时有诊断价值,常伴有嗜酸性粒细胞轻度增高。本例患者以皮肤损害为首发表现,白细胞及淋巴细胞增多。骨髓及外周血中均可见大量异形淋巴细胞,此类细胞形态特征为:胞质量多少不定,淡蓝色或蓝色,偶见嗜天青颗粒及空泡;核形不规则,呈脑回状、盘蛇状、叶状、双核等多种核畸形,多数核染色质深染,核仁不见;核质比例大。根据细胞大小可将 Sezary 细胞分为三型:①小细胞型:细胞直径为 6~8μm;②中细胞型:细胞直径为 10μm 左右;③大细胞型:细胞直径为 15~20μm。外周血免疫表型也证实为 CD4⁺ 淋巴细胞。细胞遗传学可见染色体数目和结构异常及广泛变化的异倍体。

(张建富　王蓉,邮箱:zx230889zx@163.com)

41. 夜间发热竟然是因为它

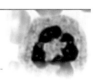

【案例经过】

　　患者,女,27 岁。主诉:不明原因发热 20 余天。患者于 2013 年 1 月起连续二十余天无明显诱因出现发热,无明显畏寒寒战,以夜间为主,体温热峰达 39.5℃,伴乏力、头晕,偶有轻咳、无痰。血常规:白细胞总数 1.7×10⁹/L,中性粒细胞计数 0.7×10⁹/L,淋巴细胞计数 0.6×10⁹/L,血红蛋白 67.0g/L,血小板计数 43.0×10⁹/L;铁蛋白 2485.6ng/L;纤维蛋白原 2.9g/L;EBV-DNA 1.3×10⁵cps/L。腹部 B 超:脾肋下 3cm;PET/CT:脾大,代谢普遍增高,全身大多数骨骼代谢对称性增高,考虑血液系统恶性病变可能性大(淋巴瘤不除外)。骨髓细胞学:见噬血细胞,考虑"噬血细胞综合征"(图41-1~图41-4)。

【形态学检验图谱】

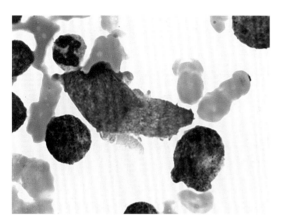

图41-1 患者骨髓中出现的异常细胞

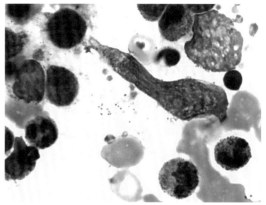

图41-2 细胞异型性明显,胞体大小不等,胞质量丰富,胞质内出现聚集于一处的紫红色颗粒

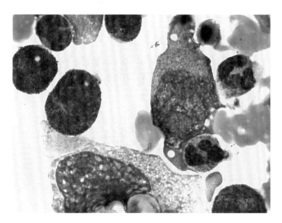

图41-3 异常细胞:胞核不规则,核染色质较粗,少部分可见核仁

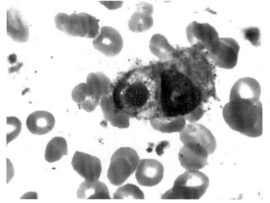

图41-4 除异常细胞外,患者还出现了反应性的吞噬组织细胞

【分析与体会】

侵袭性NK细胞白血病(aggressive NK-cell leukaemia)是以NK细胞系统性增生为特征,源于NK细胞,呈侵袭性病程,是一种罕见的淋巴瘤/白血病。多为青少年,男性多见。最常累及外周血、骨髓(累及率 >95%)、肝和脾,任何器官均可累及。通常表现为发热,全身症状及白血病现象。肝、脾大常见,有时可淋巴结肿大,皮肤病变少见。患者可合并凝血障碍、噬血细胞综合征或多器官衰竭。本例患者为青年女性,发热为主要表现,脾脏肿大。骨髓涂片显示可见大量的异形细胞,此类细胞最主要的特点是形态不规则,胞质内出现偏于一侧的紫红色颗粒(嗜天青颗粒)。而且还能看到反应性噬血细胞。侵袭性NK细胞淋巴瘤/白血病

起病一般都是比较急,进展快,预后差,中位生存数不足 2 个月,通常对化疗反应差。免疫表型常为 CD2$^+$、CD3$^+$、CD56$^+$,还可以 CD11b$^+$、CD16$^+$、而 CD57 通常阴性。

(张建富 王蓉,邮箱:zx230889zx@163.com)

42. 不明原因的低热

【案例经过】

患者,男,66 岁。主诉:反复低热伴体重减轻半年。自述 2012 年 2 月无明显诱因出现低热。近半年来体重下降约 15 斤。血常规:单核细胞 10.6%;CRP 34.6mg/L;血沉偏快;IgM 28.4g/L。外周血涂片:白细胞总数增高,淋巴细胞比例正常,可见浆细胞样淋巴细胞;骨髓象:骨髓增生活跃,淋巴细胞比例增高,可见浆细胞样淋巴细胞;免疫表型:未见 MM 细胞,CD19 占 32.6%。白蛋白 31.3g/L,球蛋白 48.7g/L,IgM 30.6g/L,因故未予治疗。近 1 年来患者贫血加重、双侧耳鸣、听力下降、右眼视物模糊,于 2013 年 8 月 12 日查血常规:白细胞总数 5.0×10^9/L,血红蛋白 98.0g/L,血小板计数 191.0×10^9/L;IgM 32.1g/L;CRP 47.6;β2 微球蛋白 34.1g/L;血沉 90.0mm/H;血清游离 κ 轻链:108.6mg/L,λ 轻链 54.0mg/L;骨髓象:增生明显活跃,易见浆细胞样淋巴细胞(图 42-1~ 图 42-4)。诊断为巨球蛋白血症。

【形态学检验图谱】

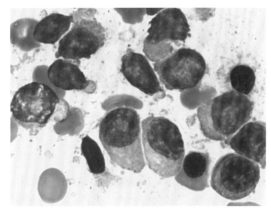

图 42-1 患者骨髓及血液中出现的浆样淋巴细胞

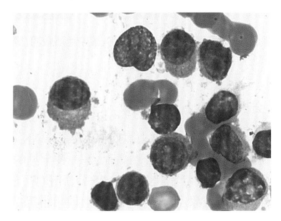

图 42-2 浆样淋巴细胞胞体小,胞质量中等,核偏位,核染色质粗,不见核仁

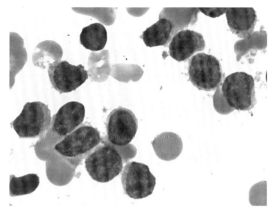

图 42-3　浆样淋巴细胞

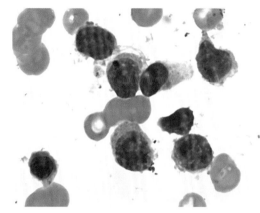

图 42-4　浆样淋巴细胞

【分析与体会】

　　淋巴浆细胞淋巴瘤（lymphoplasmacytic lymphoma，LPL）是由小 B 淋巴细胞、浆细胞样淋巴细胞和浆细胞克隆性增殖形成的淋巴细胞肿瘤。通常累及淋巴结，有时也可侵犯淋巴结和脾脏。绝大多数病例有血清单克隆 IgM 蛋白，少数为 IgG、IgA 或 IgM 成分。同时应排除其他任何有浆细胞分化的小 B 细胞淋巴瘤。华氏巨球蛋白血症（Waldenström's macroglobulinemia，WM），2008 年 WHO 淋巴造血组织肿瘤分类中定义为 LPL 的一个独立亚型，系合成和分泌大量单克隆 IgM 蛋白（巨球蛋白）的淋巴样浆细胞的恶性增殖性疾病。该病病因尚未明确，多见于老年人，男性略多于女性，有一定遗传倾向。LPL 好发于成人，中位年龄 63~68 岁。临床常见的症状有贫血及出血；反复发生的感染，如呼吸道、泌尿道细菌、真菌及病毒感染等；高黏滞综合征，表现为视力障碍、头晕、耳鸣、肢体麻木、心力衰竭等；部分患者会出现冷球蛋白血症，主要表现为：雷诺现象、寒冷诱发的周围血管闭塞、肢端发绀、关节疼痛等；部分患者会发生肝、脾、淋巴结肿大、中枢和（或）周围神经系统症状等组织器官浸润表现。本例患者为老年男性，临床上以 IgM 增高、血沉加快为首发表现，影像学检查有多发淋巴结肿大，骨髓及外周血均可见到浆细胞样淋巴细胞，红细胞呈缗钱状排列。此类患者骨髓穿刺常常"干抽"，常见浆细胞样淋巴细胞、淋巴细胞、浆细胞增多。浆细胞样淋巴细胞对此类疾病的诊断意义重大。此类细胞是淋巴细胞向浆细胞转化的中间过程，所以具有淋巴细胞和浆细胞两种细胞形态，胞体比一般淋巴细胞稍大，胞质偏于一侧类似于浆细胞。此类细胞免疫表型分析表达部分 B 细胞相关抗原，如 CD19、CD20、CD22 和 CD79α，且胞质IgM 强阳性，大部分不表达 CD5、CD10 和 CD23。80% 以上 WM 患者常发生异常和复杂核型改变，6q 缺失最多见，此外尚可见 20q 缺失，4 和 5 号三体及 8 号单体。

（张建富　王蓉，邮箱：zx230889zx@163.com）

43. 扑朔迷离是淋巴瘤还是神经母细胞瘤

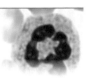

【案例经过】

患者,男,14岁。主诉:下肢疼痛伴睾丸肿胀2个月,腰痛、乏力、气促近1个月。患者于2个月前在无明显诱因下出现双下肢疼痛,伴睾丸肿胀,1个月前出现腰背痛,伴四肢乏力、胸痛气短,无发热畏寒。血常规:白细胞计数3.8×10^9/L,红细胞计数2.6×10^{12}/L,血红蛋白70.0g/L,血小板计数60.0×10^9/L。骨髓细胞学:大量异常细胞单个或成簇分布(图43-1~图43-4),胞体体积大,胞质量多,染紫红色或淡蓝色,成簇分布者胞质可见融合,并规则排列。胞核圆形或者类圆形,核染色质粗糙,胞质及胞核上均可见明显空泡变性。B超:双侧胸腔积液;双侧睾丸体积肿大、实质回声不均匀并血流丰富信号。胸腔积液细胞学:大量淋巴细胞,间皮细胞反应性增生。考虑淋巴瘤骨髓浸润或者其他恶性肿瘤骨髓转移。

【形态学检验图谱】

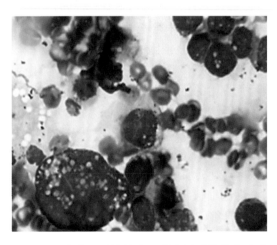

图43-1 患者骨髓涂片中可见大量成簇分布肿瘤细胞,可见呈"菊花"样排列

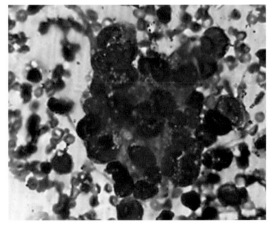

图43-2 肿瘤细胞

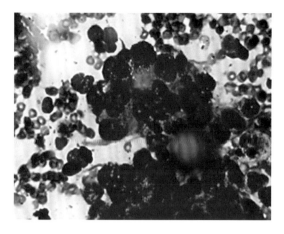 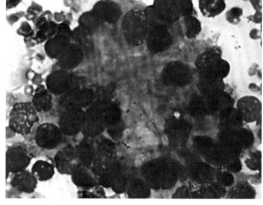

图 43-3　肿瘤细胞　　　　　　　　　　图 43-4　肿瘤细胞

【分析与体会】

　　恶性淋巴瘤可以侵犯骨髓,骨髓涂片可见淋巴瘤细胞,细胞体积较大,染色质丰富,灰蓝色或者深蓝色,易见空泡变性,其形态明显异常,易见"拖尾现象";当骨髓中淋巴瘤细胞≥20%,经常诊断为淋巴细胞白血病。神经母细胞瘤是儿童最常见的颅外肿瘤,是婴幼儿最常见的肿瘤。神经母细胞瘤的初发症状不典型,因此在早期诊断比较困难。常见症状为疲乏、食欲减退、发热以及关节疼痛,其症状取决于肿瘤所处的器官以及是否发生转移。当神经母细胞瘤浸润骨髓时呈现为蓝染的小圆形细胞,菊花形排列,肿瘤细胞围绕神经毡呈菊花形或者城垛样排列。但如果骨髓片中有大量散在分布的肿瘤细胞,往往容易和部分淋巴瘤细胞骨髓浸润相混淆,而免疫组织化学染色可以帮助我们将其鉴别开来。

（余江,邮箱:2896705@qq.com）

44. 奇怪的双核细胞

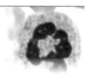

【案例经过】

　　患者,男,58岁。主诉:进行性乏力3个月。患者出现乏力,逐渐加重,无发热、盗汗。至当地医院就诊。血常规:白细胞计数 19.2×10^9/L,血红蛋白27g/L,血小板计数 50×10^9/L;骨髓细胞学:骨髓增生活跃,粒红两系明显受抑,淋巴细胞增生,以成熟小淋巴细胞为主占70.8%,幼粒占8.8%,异型淋巴细胞占11.6%,淋巴样网状细胞占3.6%,可见多形性异型淋巴细胞,表现双核等。考虑"慢性淋巴增生性疾病(淋巴瘤可能性大)"。免疫分型:可见异常细胞群,考虑"浆细胞可能性大"。铁蛋白880.8ng/ml;叶酸、维生素 B_{12} 正常;白蛋白28.1g/L;β2微球蛋白6.9mg/L;予输血等对症支持治疗(具体不详),患者无明显好转。2014年3月5日复查血常规示白细胞计数 4.5×10^9/L,中性粒细胞计数 1.1×10^9/L,淋巴细胞计数 2.0×10^9/L,单核

细胞计数 $1.3 \times 10^9/L$,外周血和骨髓涂片中发现大量幼稚浆细胞(图 44-1~图 44-6),血红蛋白 50.0g/L,血小板计数 $26.0 \times 10^9/L$,现在进一步收住我科。

【形态学检验图谱】

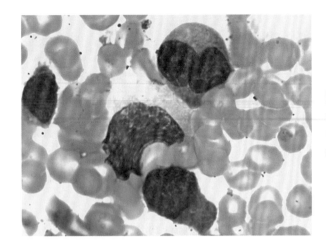

图 44-1 患者骨髓中出现大量,小的幼稚浆细胞,此类细胞胞体小,胞质量中等,核圆或椭圆,核偏位,核染色质较粗,部分隐约可以看到核仁

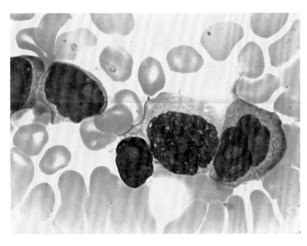

图 44-2 幼稚浆细胞

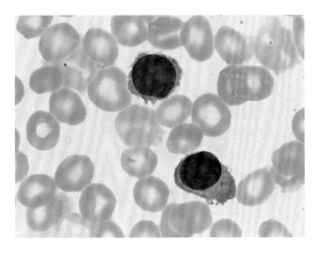

图 44-3 幼稚浆细胞(外周血)

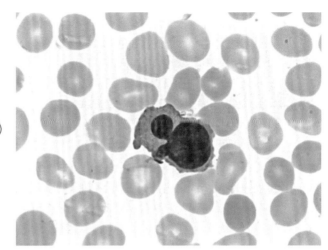

图 44-4　幼稚浆细胞(外周血)

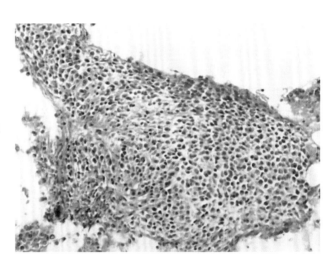

图 44-5　骨髓切片中,幼稚浆细胞弥漫性增生

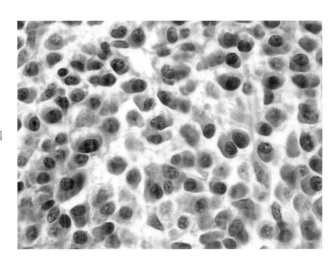

图 44-6　弥漫性增生的幼稚浆细胞

【分析与体会】

浆细胞白血病(plasma cell leukemia,PCL)最早由 Foa 于 1904 年报道,是一种外周血和骨髓中浆细胞明显和持续增多,并浸润脏器的一种少见类型白血病。导致贫血及血小板减少。PCL 可分为原发性 PCL 和继发性 PCL 两种,国内报道原发性约占 2/3,而继发于 MM 者少见,占 1%~2%。PCL 约占急性白血病的 0.4%。有一般急性白血病的临床表现。原发性 PCL 发病年龄小,肝脾肿大多见,外周血白细胞增高,浆细胞更多,骨质破坏少,M 蛋白少,但游离的免疫球蛋白轻链多;继发性 PCL 患者年龄大,骨质破坏和 M 蛋白血症,血沉显著增高。两者都常伴有肾损害,病情发展迅速,预后不良。诊断标准如下:①红细胞及血红蛋白呈不同程度下降,部分病例可出现红细胞缗钱状排列,但不如多发性骨髓瘤(MM)明显;②白细胞总数增高或明显增高,浆细胞比例≥20%,甚至高达 90% 以上,或浆细胞绝对值≥2.0×10⁹/L,浆细胞成熟程度不一;③血小板减低;④骨髓有核细胞增生明显活跃或极度活跃;⑤浆细胞系统异常的原始、幼稚浆细胞比例增高,占 10%~92%;⑥分散存在而不是呈灶性分布;⑦细胞化学染色:异常原始、幼稚浆细胞,POX 染色阴性,ACP、PAS 染色可呈阳性,NAE 可呈阳性。其他实验室检查:①免疫表型:主要表达 B 淋巴细胞的免疫表型,CD138⁺、CD38⁺ 是本病细胞的免疫学特点,也有报道外周血恶性浆细胞为 CD38⁺ CD45⁻。②骨髓病理学:患者骨髓涂片中瘤细胞聚集或弥散性浸润,粒系、红系、巨核系减少,可见毛细血管增多及间质水肿。

本例患者为老年男性,以乏力及血小板减少为首发表现。查外周血及骨髓涂片均可以见到大量幼稚浆细胞,达到浆细胞白血病的诊断标准。笔者在多年临床工作中发现,大多原发 PCL 患者的浆细胞较骨髓瘤患者的浆细胞要小,类似于淋巴样浆细胞白血病中的淋巴浆细胞,因此容易误诊为淋巴样浆细胞白血病。但是淋巴样浆细胞淋巴瘤患者血液中增高的单克隆免疫球蛋白多为 IgM,其余类型罕见;而多发性骨髓瘤(MM)患者血液中增高的免疫球蛋白以 IgG 多见,其次为 IgA、IgD,IgM 则少见。流式细胞术也可以证实肿瘤细胞为浆细胞来源。继发性 PCL 患者的浆细胞一般都偏大,类似于多发性骨髓瘤的浆细胞。

【张建富副主任技师点评】

1. MM 患者骨髓中骨髓瘤细胞可以变化多端,形态多样。有的骨髓瘤细胞胞体较小,核偏位不明显,类似原早红、中晚红、幼稚淋巴细胞、mutt 细胞(桑葚细胞型)等,此时,应注意观察骨髓涂片的边缘及尾部,在涂片的边缘及尾部找到典型骨髓瘤细胞,同时,观察成熟红细胞是否呈缗钱状排列,最后结合临床资料、其他实验室检查明确诊断。

2. MM 患者骨髓瘤细胞往往呈灶性增生,同时由于骨髓瘤细胞分泌大量免疫球蛋白,骨髓往往干抽,分类骨髓瘤细胞的比例会小于诊断标准,这时可以采取:①让患者换部位重新取材及活检;②报告可见骨髓瘤,给予明确的或提示结论,同时建议复查骨髓、骨髓活检及 MM 相关检查。骨髓活检更能反映骨髓中骨髓瘤细胞的比例,因此,当骨髓取材欠佳时,骨髓活检及病理组化可诊断 MM,这样就避免漏诊和误诊。

3. MM 患者骨髓瘤细胞绝大多数细胞散在分布,但易见成堆分布。当散在分布细胞较少,成堆分布较多,且细胞异型性明显时,应注意与骨髓转移性肿瘤相鉴别。

4. MM 和 PCL 在临床表现、实验室检查、骨髓细胞学无明显差别,两者之间唯一区别是:外周血中原幼浆细胞 + 成熟浆细胞的比例,当原幼浆细胞 + 成熟浆细胞≥20% 且原幼浆 + 成熟浆细胞绝对值≥2.0×10⁹/L,应诊断 PCL;反之,应诊断 MM。

5. 免疫表型:①多数骨髓瘤细胞不全表达 B 细胞抗原(CD19,CD20),而 CD38 和免疫相关抗原 CD79a 大多数表达;②正常浆细胞表达 CD19,而 CD56/58 缺乏;③恶性浆细胞则缺乏 CD19,而常表达 CD56/58;④CD138 是骨髓浆细胞固定的重要因子。

(张建富　王蓉,邮箱:zx230889zx@163.com)

45. 多发性骨髓瘤——血清蛋白测定露马脚

【案例经过】

患者,女,68 岁。正常体检。血常规:白细胞计数 4.6×10⁹/L,红细胞计数 3.1×10¹²/L,血红蛋白 106.0g/L,血小板计数 102.0×10⁹/L。ESR 67.0mm/h,TP 110.5g/L,ALB 31.3g/L,GLO 79.2g/L,A/G 0.4。血清免疫球蛋白测定:IgG 61.7g/L,IgA 0.2g/L,IgM0.2g/L,补体 C3 0.9g/L,补体 C4 0.1g/L。免疫球蛋白电泳:白蛋白 27.2%、α1 球蛋白 2.5%、α2 球蛋白 5.7%、β1 球蛋白 2.4%、β2 球蛋白 2.0%、γ 球蛋白 58.6%,尿液轻链定量:κ 轻链:53.4mg/dl(参考范围:<1.85mg/dl)、λ 轻链 <5mg/dl(参考范围:<5mg/dl)、β2 微球蛋白 3.6mg/L(参考范围:1.09~2.53mg/L)。

骨髓细胞学:骨髓增生明显活跃,骨髓瘤细胞占 44%,该细胞圆形或不规则形,大小不均,胞核圆形或椭圆形,偏位,染色质较疏松,核仁偶见;胞质量较多、深蓝、边缘不规则,核周淡染区不明显(图 45-1A,图 45-1B)。粒、红二系增生受抑,巨核细胞数量正常,血小板数量正常,以中、小堆集为主。外周血涂片:偶见骨髓瘤细胞(图 45-1C);中性分叶核粒细胞 56.0%,淋巴细胞 43.0%,嗜酸性粒细胞 1.0%;成熟红细胞轻度大小不均,缗钱状排列明显(图 45-1D)。免疫分型:CD45 阴性、CD38 强阳性。FISH:*IGH/FGFR*3 基因位点融合阳性,*1q*21 基因位点扩增阳性。

诊断为多发性骨髓瘤,IgG 型 -κ 轻链型 DSⅢ期,A/ISSⅡ期。

【形态学检验图谱】

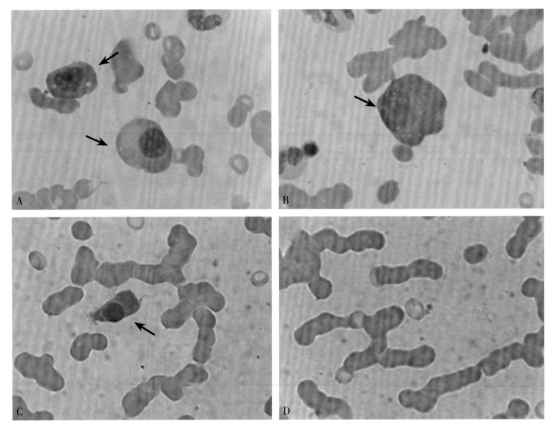

图 45-1　骨髓中的骨髓瘤细胞(A);骨髓中的骨髓瘤细胞(B);外周血中的骨髓瘤细胞(C);外周血中的红细胞呈缗钱状排列(D)(×1000,瑞特 - 吉姆萨染色)

【分析与体会】

　　多发性骨髓瘤发病率近年有明显增高,大约占造血系统肿瘤的 10%~15%,由于起病隐匿,误诊率高,易误诊为关节炎、风湿病、慢性肾炎、尿毒症、慢性肝病等。对于早期患者,球蛋白的异常要早于血液学异常及临床症状。本例患者就是做生化检查时发现球蛋白异常后做的相关检查,所以要求我们血液学检验工作者不仅要有形态学扎实的基本功,还要与其他学科知识融会贯通,练就从发现一点异常,到一线联系,再到全面诊断。在诊断本病时,应与临床与其他实验室检查相结合,并与下列疾病相鉴别:①反应性浆细胞增多症;② Waldenström 巨球蛋白血症;③意义未明的单克隆免疫球蛋白血症(MGUS);④慢性淋巴细胞白血病(CLL);⑤骨髓转移癌。

(宋元秀,邮箱:617575117@qq.com)

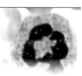

46. 异型淋巴细胞为年轻妈妈带来笑容

【案例经过】

患者,女,6岁。主诉:发热1天。患儿发热38~39℃,无畏寒、咳嗽。查体:T 39.3℃,面色潮红,咽喉充血,心肺听诊未见异常。初步印象:病毒感染。采取物理降温。第2天上午,患儿再次就诊。查体:T 38.6℃,颈部有3~4个肿大淋巴结,心肺无异常。血常规:淋巴细胞占80.0%,白细胞总数偏低,血小板升高;血涂片:异型淋巴细胞35.0%(图46-1,图46-2);EB病毒抗体IgM:阳性,考虑EB病毒感染引起的"传染性单核细胞增多症"。给予抗病毒辅助治疗1周后患者痊愈。

【形态学检验图谱】

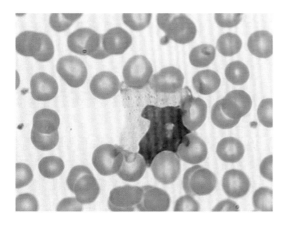

图 46-1　不规则型异型淋巴细胞(1000×)

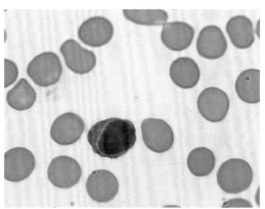

图 46-2　浆细胞型异型淋巴细胞(1000×)

【分析与体会】

传染性单核细胞增多症是儿童比较常见的一种病毒感染性疾病,潜伏期不定,多为10天,儿童为4~15天,青年可达30天。临床上常常出现三联症:咽炎、发热和淋巴结肿大。多数患者有不同程度的发热,一般波动于39℃,偶有40℃。发热持续1周左右,但中毒症状较轻。淋巴结肿大是本病特征之一,故又称"腺热病"。全身浅表淋巴结均可累及,颈部淋巴结肿大最常见,一般第1周就出现,第3周渐缩小。淋巴结一般分散无粘连,无压痛,无化脓。肠系膜淋巴结肿大时可引起相应症状如腹痛等。多数患儿出现咽痛、扁桃体肿大,陷窝可见白色渗出,偶可形成假膜。脾肿大常见,一般在肋下2~3cm,可触及,同时伴有脾区疼痛或触痛。肝多在肋下2cm以内,常伴有肝脏功能异常,部分患者有黄疸。部分患者会出现形态不一的皮疹,如丘疹、斑丘疹或类似麻疹及猩红热皮疹。

传染性单核细胞增多症患者实验室检查可发现淋巴细胞增多,异型淋巴细胞比例常>10%,转氨酶升高、血小板减少等,确诊需找到 EBV-DNA 和其表达产物(RNA 或蛋白)的存在。血清抗 IgM 抗体阳性,提示原发性 EBV 感染。EB 病毒感染人体后,可在咽部上皮细胞内长期存在、繁殖并释放病毒至唾液内,排毒时限可长达数月。飞沫也可以传播病毒,比如旁边有感染者咳嗽,吸入飞沫后可能被传染。EB 病毒还可经输血传播和性接触途径传播。

EBV 感染目前尚无特效治疗,疾病大多能自愈,因此患儿发生 EBV 感染后不需要特殊处理,对症处理后会逐渐恢复。

(王福斌,邮箱:wfb3063754@163.com)

47. 骨髓涂片在"噬血细胞综合征"诊断中至关重要

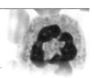

【案例经过】

患者,男,48 岁。主诉:5 天前出现畏寒、发热伴尿量减少。就诊于当地医院。尿常规:尿蛋白(++),尿白细胞(-);血常规:白细胞计数 12.9×10⁹/L,中性粒细胞 88.2%,为进一步诊治入住我院。

血常规:白细胞计数 5.4×10⁹/L,单核细胞 10.0%。5 天后复查血常规:白细胞计数 9.7×10⁹/L,单核细胞 25.9%。尿常规:潜血(-),尿蛋白(+)。粪便常规:隐血 ++。生化筛查:ALB 29.5g/L(参考值 40~55g/L),ALT 152U/L(参考值 7~40U/L),AST 279.0U/L(参考值 13~35U/L),ALP 422U/L(参考值 50~135U/L),GGT 262U/L(参考值 7~45U/L),TBIL 55.8mmol/L(参考值 1.7~22.0μmol/L),DBIL 52.0μmol/L(参考值 1.7~6.8μmol/L),甘油三酯 1.8mmol/L(参考值 0.56~1.70mmol/L),CRP 81.9mg/L(参考值 0.0~8.0mg/L)。SF 3630.0μg/L(参考值 23.9~336.2μg/L)。腹部 B 超:脾大。

入院后,患者仍有发热,体温 39.5℃,伴乏力、咽痛、腹泻,为褐色稀便、鲜红色血便,予止血、输红细胞、生长抑素等对症支持治疗后情况好转。腹部 CT:回盲部肠壁肿胀,周边积液,盆腔积液,后腹膜区及系膜根部多发增大淋巴结,肝、脾饱满,胆囊腔内稍高密度填充。临床考虑伤寒可能性大。粪便培养阴性。骨髓涂片见到"噬血细胞"(图 47-1~ 图 47-4)。对症治疗后患者体温恢复正常。

【形态学检验图谱】

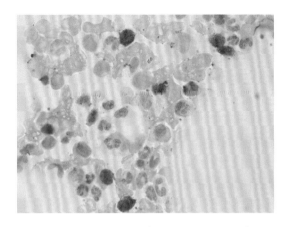

图 47-1　NAP 染色 (NAP 积分：139 分)

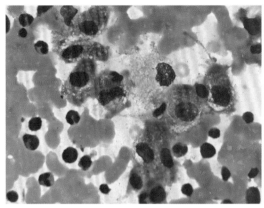

图 47-2　成堆分布的巨噬细胞

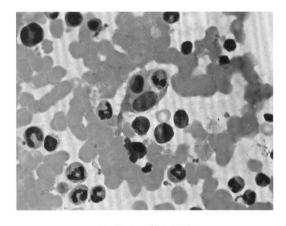

图 47-3　噬血细胞

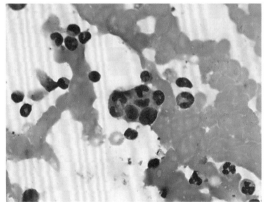

图 47-4　噬血细胞

【分析与体会】

噬血细胞综合征 (hemophagocytic syndrome, HPS) 亦称噬血细胞性淋巴组织细胞增多症。它是一种单核 - 吞噬细胞系统反应性增生，以过度炎症反应为特征性疾病。根据病因不同，HPS 可分为原发性及继发性两大类。原发性 HPS 为常染色体隐性遗传或伴性隐性遗传，临床上少见，以儿童为主，多见于 1 岁以内婴幼儿，本病来势凶险，亚洲患者的死亡率约为 45%。继发性 HPS 发生率明显增高，多见于病毒感染尤其多见于 EB 病毒感染，其次继发于恶性肿瘤、风湿免疫疾病、器官移植等。死亡率也高达 20%~70%。

目前 HPS 的诊断主要参考国际组织细胞协会所制订的 "HPS-2004 诊断标准"，即满足下述两条之一者即可明确诊断：

(1) 分子生物学诊断符合 HP。

(2) 下述 8 条标准中至少符合 5 条：①发热：持续 >7 天，体温 >38.5℃；②脾脏肿大（肋缘下≥3cm）；③血细胞减少（外周血中三系中至少有两系减少）：血红蛋白 <90.0g/L（小于 4 周的婴儿则血红蛋白 <100.0g/L），血小板 <100.0×10⁹/L，中性粒细胞 <1.0×10⁹/L，且排除因骨髓造血功能减低导致；④高甘油三酯血症和（或）低纤维蛋白原血症：空腹甘油三酯 >3.0mmol/L，纤维蛋白原≤1.5g/L；⑤骨髓、脾脏或淋巴结中发现噬血现象；⑥NK 细胞活性减低或缺失；⑦铁蛋白 I>500.0μg/L；⑧可溶性 IL-2 受体（sCD25）水平明显升高（≥2400.0U/L）。

本例"发热待查"患者，在骨髓细胞检查时，典型噬血细胞而回顾性追踪病史，根据临床症状，最终获得明确诊断。这说明骨髓中噬血细胞的确定，对诊断至关重要。噬血细胞分为吞噬性和非吞噬性：非吞噬性噬血细胞体积较小，多为单个核，核偏向一侧，胞质灰蓝或淡红色，细胞边缘不整齐；吞噬性噬血组织细胞的形态特征为胞体直径在 20~60μm，核较小，核型不规则，可呈圆形、椭圆形、肾形，核多偏位，染色质较粗，一般无核仁，胞质丰富，胞质中可见吞噬完整的成熟或幼稚有核红细胞、中性粒细胞、血小板、单核细胞及细胞碎片等。

HPS 在临床中并不多见，其非特异性临床表现容易导致临床诊治工作中误诊、漏诊。然而近年来其发病率有逐年上升的趋势，加之疾病本身凶险，常常发生不同程度的并发症，如颅内或内脏大出血、感染性休克、多脏器功能衰竭、恶病质、败血症等，而危及生命。因此，广大临床工作者应该加深对该疾病的认识，提高警惕，早识别、早诊断、早治疗，为争取较好的预后提供更多、更早的选择机会。

（羊牡丹，邮箱：419715640@qq.com）

48. 畸胎瘤引起的骨髓坏死

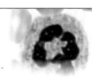

【案例经过】

患者，女，43 岁。主诉：2 周前晨起突觉腰酸不适伴心慌、乏力。全身骨扫描：全身多发性骨转移灶；PET/CT 示：全身骨髓 FDG 代谢不均匀增高，脊髓多发 FDG 代谢轻度异常增高灶，CT 上部分病灶呈低密度改变，脾脏弥漫性 FDG 代谢增高，左侧颈部、右锁骨上及腹膜后多发淋巴结 FDG 代谢轻度增高，考虑为恶性病变。骨髓细胞学：溶血性贫血，血小板减少症；骨髓病理：造血组织少见，骨髓纤维化待查（图 48-1~ 图 48-4）。腹部 CT：肝右叶海绵状血管瘤，肝内小囊肿，右侧附件区占位，考虑畸胎瘤。

【形态学检验图谱】

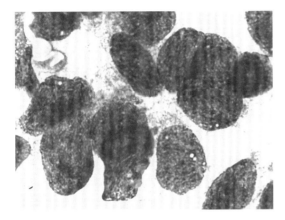

图 48-1　患者骨髓涂片中见大量无法辨认细胞形态的坏死细胞

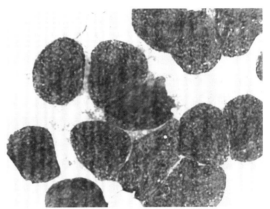

图 48-2　骨髓涂片中坏死细胞

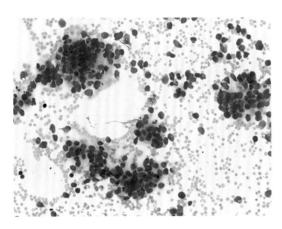

图 48-3　低倍镜下患者活检切片中可见大量坏死灶

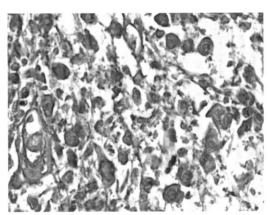

图 48-4　高倍镜下患者活检切片中可见大量坏死细胞

【分析与体会】

　　骨髓坏死（bone marrow necrosis，BMN）是一种临床综合征而非独立性疾病。表现为骨髓中造血细胞和骨髓基质细胞发生范围不等的坏死。主要由肿瘤性疾病如白血病、淋巴瘤及实体肿瘤骨转移等引起，也可见于各种感染和 DIC 时。常有骨骼疼痛、发热、贫血、出血及肝脾肿大等表现。

　　BMN 的诊断要点包括：①大多数患者有不同程度的贫血，外周血可见幼稚红细胞及异常红细胞；②白细胞变化不定，部分患者可见幼稚粒细胞；③血小板大多减少；④骨髓坏死在全身骨髓并非表现为全部坏死，坏死可表现为一个或多个部位。同一时间各部位又可表现为原发病特征的骨髓象；⑤骨髓增生程度不一，抽出物可呈灰黄色、粉红色、暗红色泥浆样鱼脑脓性髓液样等；⑥典型的骨髓坏死表现为镜下有核细胞呈溶解状态，胞膜消失，胞核浓染或核固界模糊，轮廓不清，结构无法辨认，在坏死间可见粉红色无定形物质，偶见 charcot-leyden 样结晶，呈梭形；⑦在轻度坏死时，有核细胞呈半溶解或部分溶解状态，并夹有完整的红细胞；⑧部分患者骨髓中可见原发病特有细胞，如由白血病引起的骨髓坏死可见白血病细胞等，由转移癌引起的可见癌细胞。

　　BMN 的其他实验室检查包括：①血清乳酸脱氢酶升高，血清尿酸升高；②血沉（ESR）多加快；③由 DIC 引起者，DIC 筛选指标可呈阳性。由于引起 BMN 主要原因为败血症、伤寒、结核、转移癌、恶性组织细胞病、白血病、多发性骨髓瘤、淋巴瘤、粒细胞缺乏症等，所以当出现骨髓坏死时应当积极寻找原发病因，可多部位骨髓穿刺或骨髓活检，送检多张涂片，并在涂片边缘尾巴，寻找残存的形态完整的细胞，往往能找到原发病。此类患者常可有骨痛，呈持续性进行加重，可有发热、贫血、出血及肝脾肿大。骨髓抽出液外观异常，有时伴恶臭味。镜检提示有核细胞可辨认的细胞特点消失，胞核呈强嗜碱性，骨髓涂片中可出现大量无定形嗜酸性物质。

（张建富　王蓉，邮箱：zx230889zx@163.com）

49. 骨髓坏死——恶性肿瘤是元凶

【案例经过】

　　患者，男，61 岁。主诉：近来乏力、头昏，发现皮肤瘀斑 3 天。患者近期自觉逐渐乏力、疲倦、头昏，刷牙时牙龈出血难止，全身可见大片瘀点及瘀斑，3 天前开始发热，症状加重，来我院就诊。血常规：白细胞 101.6×10⁹/L，红细胞 2.2×10¹²/L，血红蛋白 69.0g/L，血小板 39.0×10⁹/L；白细胞分类计数：原始淋巴细胞占 86.0%；骨髓穿刺时骨髓液为污浊、黏稠状暗红色冻状物伴恶臭，骨髓涂片中骨髓小粒、有核细胞及成熟红细胞均被溶解破坏，成熟红细胞溶解粘连成片，有核细胞轮廓不清，只见大量紫红色无定形物质，无法进行分类计数（图 49-1~ 图 49-4）。结合血片诊断为急性淋巴细胞白血病伴骨髓坏死。

【形态学检验图谱】

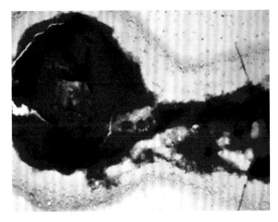

图 49-1　患者骨髓涂片中可见骨髓小粒被溶解破坏(10×10)

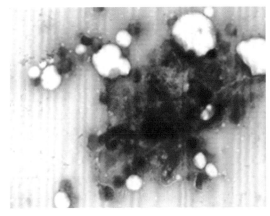

图 49-2　患者骨髓涂片中有核细胞被溶解破坏(10×100)

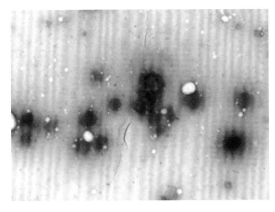

图 49-3　患者骨髓涂片中成熟红细胞被溶解破坏(10×100)

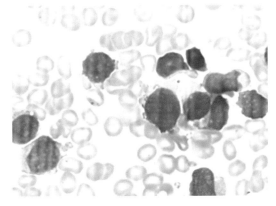

图 49-4　患者外周血涂片中可见到大量原始淋巴细胞(10×100)

【分析与体会】

　　骨髓坏死是造血骨髓中组织和基质的大面积坏死,它是一种临床综合征而非独立性疾病,多由肿瘤引起,预后较差。急性白血病是其最常见的原发病,其次是淋巴瘤、慢性骨髓增殖性疾病和实体瘤等;感染、药物、镰状细胞病(SCD)、DIC、甲状旁腺功能亢进症等良性疾病亦会引起。骨髓坏死中骨髓涂片有核细胞轮廓不清,胞膜及胞核呈崩解状或溶解状,胞核嗜碱性增强,细胞质布满嗜酸性物质(大小不等的颗粒),有的细胞可见核固缩、核破裂、核溶解,细胞周围由无定形的嗜酸性物质所填充,严重时仅见模糊不清的细胞及大量颗粒状物质沉着,其细胞结构无法辨认,因此无法判定细胞系列;成熟红细胞在涂片上大部分被完全溶解。本例患者骨髓严重坏死,无法正常辨认有核细胞,但其外周血出现大量白血病细胞淋巴细胞86%,故根据临床表现、外周血及骨髓细胞学不难诊断为急性白血病伴骨髓坏死。

(余江,邮箱:2896705@qq.com)

50. 莫名的肩痛源于骨髓转移性肿瘤

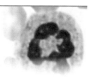

【案例经过】

患者,女,63岁。主诉:肩部疼痛20余天。患者肩痛以酸胀为主,左侧较重,后发展至肩和腰部且持续加重。至当地医院就诊。血常规:白细胞计数 7.8×10⁹/L,血红蛋白 118.0g/L,血小板计数 194.0×10⁹/L。血生化:血清 Ca 2.9mmol/L,ALT 110.0U/L,AST 162.0U/L,LDH 720.0U/L,TP 82.1g/L,ALB 46.9g/L,GLO 35.2g/L。腹部彩超:脂肪肝。腰椎 CT 平扫:T12~S1 椎体内多发低密度影,考虑多发性骨髓瘤可能。椎体 MRI:颈胸椎椎体及附件信号欠均匀,C3/4 和 C4/5 椎间盘突出。ECT 示:全身骨多处异常放射性分布,提示骨代谢异常。患者肿瘤细胞病理图谱见图 50-1~ 图 50-7。

【形态学检验图谱】

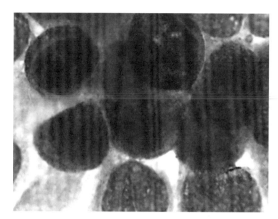

图 50-1 患者骨髓涂片中成堆出现的肿瘤细胞

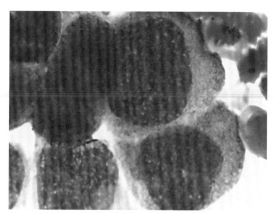

图 50-2 患者骨髓涂片中成堆出现的肿瘤细胞

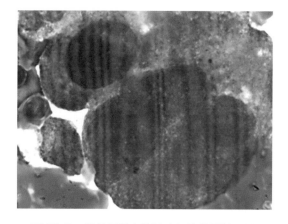

图 50-3 患者骨髓中的肿瘤细胞异型性明显

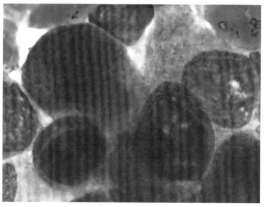

图 50-4 患者骨髓中的肿瘤细胞异型性明显

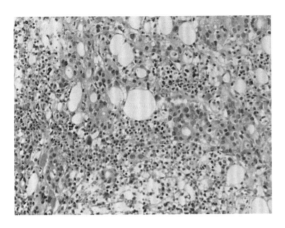

图 50-5 患者活检切片中大量的肿瘤细胞

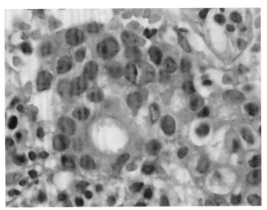

图 50-6 肿瘤细胞

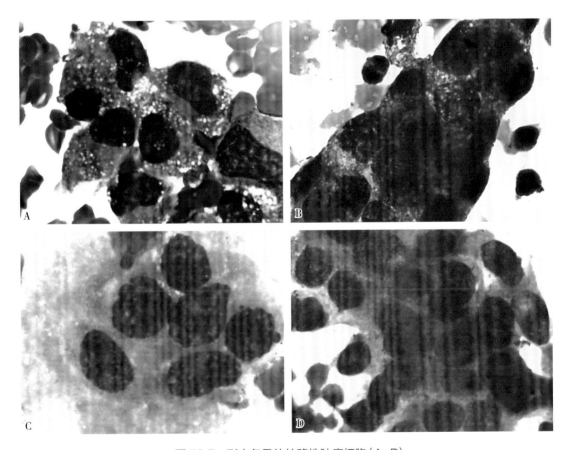

图 50-7 形态各异的转移性肿瘤细胞（A~P）

99

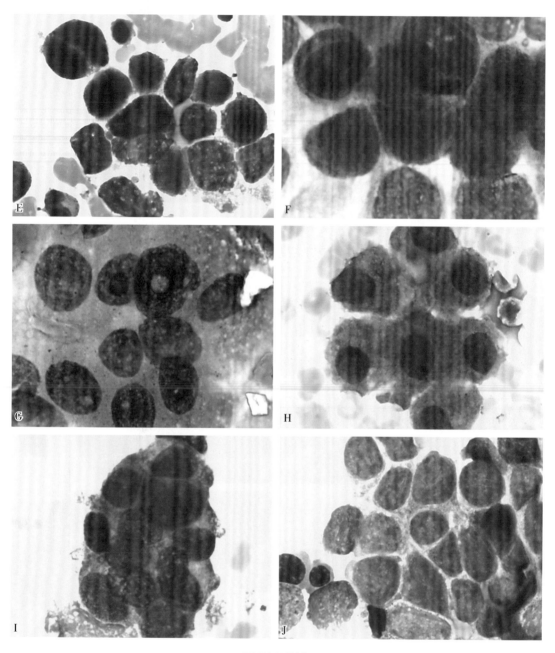

图 50-7(续)

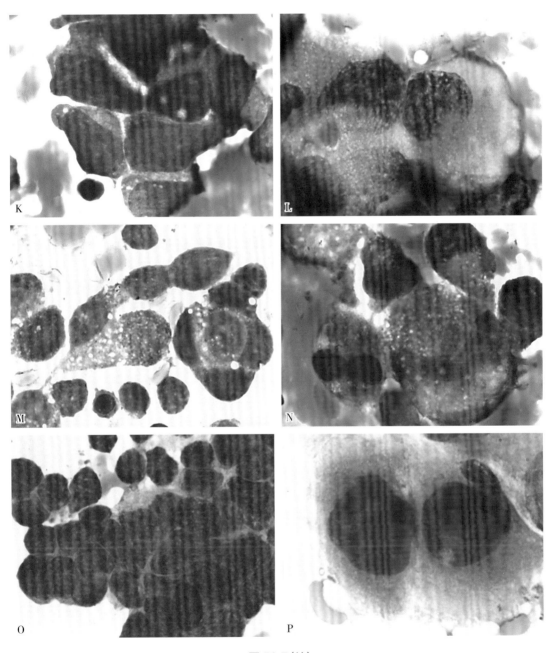

图 50-7(续)

【分析与体会】

骨髓转移性肿瘤是指骨髓外器官或组织中的恶性肿瘤从原发部位经过血道或淋巴道扩散,在远离原发部位的骨髓形成与原发瘤形态、免疫表型和生物学特征相同的实体性肿瘤。常见转移至骨髓的原发性肿瘤主要为乳腺癌和前列腺癌,其次为肝癌、肾癌、甲状腺癌和肺癌等。转移部位以胸骨最为常见,其次为脊椎、股骨等。主要临床表现为骨骼剧痛、发热、消瘦及出血倾向等。

诊断要点包括:①红细胞、血红蛋白呈中度或重度减低,成熟红细胞形态不一,偶见幼红细胞;②白细胞数常增高,部分病例正常或减低,分类时可见中性粒细胞核左移现象;③血小板减少或正常;④骨髓有核细胞增生程度不一,骨髓外观可正常可呈稀水样;⑤粒系增生程度不一,大部分中性粒细胞可见中毒颗粒及空泡;⑥红系增生低下,比例减低,少数患者可增生正常;⑦骨髓涂片的边缘及片尾可见成堆的排列密集、边界不清的转移癌细胞,肿瘤细胞大小不一,形态不规则,胞核较大,可畸形,常有多核核不典型的细胞分型,染色质粗细不一,结构疏松,核仁明显,胞质量不足,着色较深,不透明,边缘不整齐,常有空泡,肿瘤细胞形态变化多样,根据细胞形态不能判定原发肿瘤细胞类型;⑧组织病理学检查确定癌细胞类型。

骨髓转移性肿瘤患者无论有或无肿瘤病史,当患者怀疑肿瘤或已有肿瘤,怀疑有骨髓转移时,在阅片时特别要在血膜尾部一定要用低倍镜查找有无成堆出现的细胞,并转到油镜下进行仔细观测,以防漏诊。

(张建富　王蓉,邮箱:zx230889zx@163.com)

51. 火眼金睛——三类骨髓转移瘤

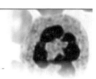

骨髓转移肿瘤的瘤细胞与白血病细胞两者起源不同,临床症状、治疗和预后也不尽相同。瘤细胞累及骨髓可表现出类似白血病的骨髓象特征,可导致将瘤细胞转移误诊为急性白血病。

尤 因 肉 瘤

【案例经过】

患者,男,14 岁。发现背部无痛性肿块 3 个月。发现患者左背部有一肿块,大小约 4.7cm×6.9cm,高出皮肤表面,无红、肿、热、痛,触之质硬,无压痛,不活动。门诊以"背部软组织肿物"收治入院。CT:肿瘤为分叶状,密度不均匀强化。手术切除:肿瘤质硬,剖面有多处组织坏死区;术后病理:小圆细胞伴坏死;免疫组织化学:CD99(+),S-100(−),SYN(+),CK(−),LCA(−)。诊断:左侧背部骨外尤因肉瘤。术后未接受放化疗,2 个月后因骨痛再次就诊。血常规:白细胞 $3.2×10^9$/L,红细胞 $2.4×10^{12}$/L,血红蛋白 70.0g/L,血小板 $51.0×10^9$/L;骨髓细胞学:细胞呈圆形,形态大小一致,细胞核圆或椭圆形,染色质细致,核仁可见,胞质量较少,浅蓝色,有少许细小颗粒,胞膜不清晰(图51-1),提示瘤细胞髓内转移。MRI 检查发现脑转移,随后死亡。

【形态学检验图谱】

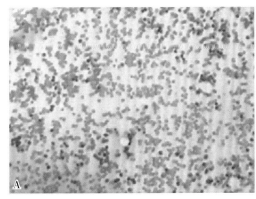

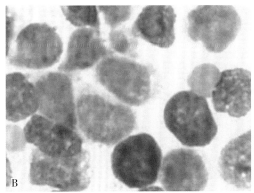

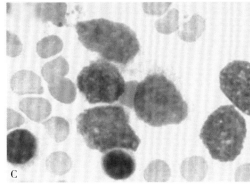

图 51-1　低倍镜(A,10×10);尤因肉瘤(B 和 C,瑞特 - 吉姆萨染色,10×100)

【分析与体会】

尤因肉瘤(Ewing's sarcoma)曾用名为"骨的弥漫性血管内皮病"或"网状肉瘤"。本病好发于骨干部、椎旁软组织、咽旁、鼻窦和背部皮肤软组织等,骨外尤因肉瘤少见(来源神经外胚层),对放射线治疗极为敏感。

瘤细胞形态学特点:　细胞呈圆形或多角形,形态大小一致,细胞核圆或椭圆形,染色质细致,核仁可见,胞质量较少,浅蓝色,有少许细小颗粒,胞膜不清晰。瘤细胞常分布不均,形成"假菊花团"结构,常有大片灶性坏死。免疫组织化学:CD99(+),NSE(−),SYN(+),CK(−),LCA(−)。

横纹肌肉瘤

【案例经过】

患者,女,49 岁。主诉:鼻塞、左眼外凸和颌下淋巴结肿大 1 年。患者于 2010 年 6 月出现鼻塞,7 月下旬出现左眼外凸,视物模糊双影;2011 年 5 月发现右下颌淋巴结肿大来我院诊疗,病理活检示:横纹肌肉瘤转移,行放疗和化疗。血常规:红细胞 2.7×10^{12}/L,血红蛋白

75.0g/L,白细胞 3.6×10^9/L,血小板 58.0×10^9/L。骨髓检查结果:骨髓增生活跃,发现一类分类不明细胞,胞体偏大,形状不规则,胞浆量丰富、灰蓝色、无颗粒,核形不规则,染色质深染,部分细胞可见核仁。提示:瘤细胞骨髓转移(图 51-2)。

【形态学检验图谱】

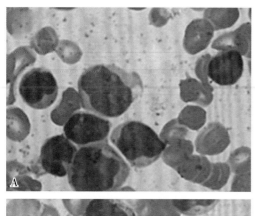
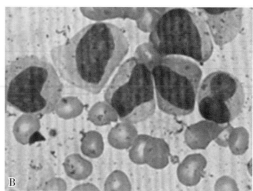
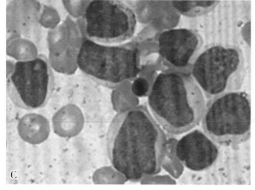

图51-2 横纹肌肉瘤骨髓转移(A、B和C,瑞特-吉姆萨染色)

【分析与体会】

横纹肌肉瘤是起源于胚胎间叶组织的恶性肿瘤,发病原因不详,尚不能排除遗传因素。占儿童实体瘤的 15.0%,软组织肉瘤的 50.0%。临床表现呈多样性,恶性程度高,行广泛切除后仍有较高的复发率,各年龄段均可发病。本病早期(1 年内)即可出现淋巴结转移,晚期多有骨髓和肺转移。

病理学所见:①胚胎型:又称儿童型,由早期幼稚发育的横纹肌母细胞及原始间叶细胞组成,胞体呈多形性,核多呈卵圆形,核分裂象多见;②腺泡型:青年人居多,由未分化的小圆形肌细胞组成,瘤细胞排列成腺泡状;③多形型:多见于中老年人,细胞核不规则,染色深,胞质量多,深蓝色,核分裂象较多。

小细胞肺癌

【案例经过】

患者,男,68 岁。2013 年 5 月 30 日,因血小板减少入院。血常规:RBC: 3.3×10^{12}/L,

Hb:95.0g/L,WBC:4.2×10⁹/L,PLT:14.0×10⁹/L。体检:全身无黄疸,肝脾及淋巴结未能触及,皮肤、黏膜无出血。胸部 CT(-)。6 月 3 日骨髓检查示:"急性白血病伴细胞溶解",流式细胞术:细胞溶解,仅部分细胞表达 CD13.3% 和 MPO 3.3%。6 月 8 日再次骨髓检查示:淋巴瘤细胞占 81.0%,诊断为淋巴瘤细胞白血病(北京多家医院会诊示:淋巴瘤白血病不能除外),给予 VP 和 VDLP 方案化疗。随后胸部 CT 发现左肺占位。9 月 2 日骨髓检查示:淋巴瘤细胞占 75.0%;骨髓活检示:小细胞肺癌,免疫组织化学:CK(+)、Syn(+)、NSE(-)、5-HT(-)、CgA(+)和 CD56(+)。最终临床诊断:肺癌骨髓转移(图 51-3)。

【形态学检验图谱】

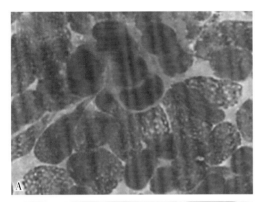

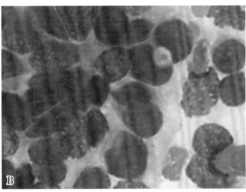

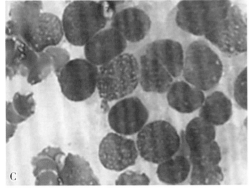

图 51-3　肺癌骨髓转移(A、B 和 C,瑞特 - 吉姆萨染色)

【分析与体会】

　　小细胞肺癌是肺癌的类型之一,属于未分化癌,约占肺癌的 20%。其病理类型包括燕麦细胞型、中间细胞型和复合燕麦细胞型。恶性程度高,倍增时间短。转移早而广泛,对放化疗敏感,但极易发生耐药,复发率高。小细胞肺癌起源于支气管黏膜或腺上皮内的嗜银细胞,癌细胞小而呈短梭形或淋巴细胞样。核圆形,染色质粗,胞质量少,内含有细小的内分泌颗粒,形似裸核,癌细胞密集成群排列。

　　本例患者病理诊断为小细胞肺癌,他是以血小板减少和早期骨髓转移为首发症状,胸部影像学阴性。按淋巴瘤细胞白血病治疗可获得一定的疗效(淋巴瘤细胞从 81% 降至 16%)。在继续化疗过程中,骨髓淋巴瘤细胞又增高至 75%,此时胸部 CT 示肺占位,骨髓活检示小细胞肺癌。回顾分析:把肺癌早期骨髓转移误诊为淋巴瘤细胞白血病(瘤细胞髓内转移)。

误诊原因分析：

1. 缺乏临床医师与检验人员双向密切沟通。

2. 转移瘤细胞和白血病细胞从形态学上极为相似，难以区分，须结合免疫分型、骨髓病理、基因检测作综合分析。

3. 检验者只注意高倍镜下单一原始细胞比例及形态特征，忽视低倍镜下成团细胞和排列异常的细胞群。

（鹿群先，邮箱：545888962@qq.com）

52. 白细胞超高是虚惊一场

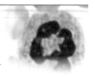

【案例经过】

患者，男，46岁。因"感冒"在当地卫生院就诊。血常规：白细胞增高：$51.0 \times 10^9/L$，转至我院就诊。血常规：白细胞 $48.0 \times 10^9/L$，中性粒细胞 93.0%；血涂片：以成熟中性粒细胞为主（图 52-1，图 52-2），粒细胞可见明显中毒颗粒、空泡等中毒性改变，晚幼粒细胞占 4.0%，偶见中性中幼粒细胞，考虑"类白血病反应的可能性较大"，建议临床积极应用抗生素治疗。发热逐渐消退，复查血常规几乎恢复正常。未做骨髓穿刺。

【形态学检验图谱】

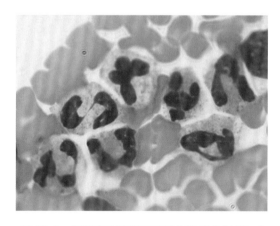

图 52-1　外周血高倍镜下有核细胞增多（400×）

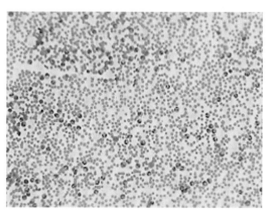

图 52-2　外周血大量中性粒细胞（1000×）

【分析与体会】

类白血病反应，主要是由于严重感染和恶性肿瘤所致，机体白细胞一过性增高所引起的一种临床征象；当除去原发病后，白细胞会很快转为正常。类白血病反应可分为白细胞增多性和白细胞不增多性两型，白细胞增多性根据增多的细胞类型主要有中性粒细胞型、淋巴细胞型、单核细胞型、嗜酸性粒细胞型和浆细胞型等;白细胞不增多性主要表现为白细胞总数不高,外周血中出现较多的幼稚细胞,可见于结核病、败血症、恶性肿瘤等患者,此时必须做骨髓检查以排除急性白血病,或做血培养以排除感染。

（王福斌,邮箱:wfb3063754@163.com）

53. 吉赛欣诱发外周血幼稚细胞增多

【案例经过】

患者,女,57岁。主诉:乳腺癌化疗过程中使用吉赛欣5天,出现血常规异常。乳腺癌患者化疗后血常规:WBC 0.5×10^9/L,RBC 2.4×10^{12}/L;Hb 78.0g/L,PLT 96.0×10^9/L;外周血分类:中性分叶核粒细胞 1/10,淋巴细胞 8/10,单核细胞 1/10。使用吉赛欣提升白细胞,用法为 3.5μg/(kg·d),7天为一疗程,使用到第5天时血常规见表53-1,可见中性粒细胞出现明显左移,且原幼粒细胞明显增多(图53-1~图53-4),引起临床医师的高度警惕和不安,要求排除急性粒细胞白血病。

我们建议医生当天立即停用吉赛欣,连续监测患者外周血细胞的变化情况后(表53-1),再决定是否进行深入的白血病检查。为了说服临床医生,我们列举了使用吉赛欣做干细胞移植的相关知识。

表 53-1　患者用药前后血常规主要参数变化情况

项目名称	用药前	用药第 5 天	停药后第 1 天	停药后第 2 天
WBC（× 10⁹/L）	0.5	4.7	25.4	26.0
原始粒细胞（%）		16.0	1.0	
早幼粒细胞（%）		7.0	2.0	
中幼粒细胞（%）		19.0	5.0	3.0
晚幼粒细胞（%）		24.0	1.0	9.0
中性杆状核粒细胞（%）		4.0	27.0	14.0
中性分叶核粒细胞（%）	10.0	9.0	45.0	60.0
淋巴细胞（%）	80.0	18.0	8.0	13.0
单核细胞（%）	10.0			
嗜酸性粒细胞（%）		2.0	1.0	1.0
嗜碱性粒细胞（%）		1.0		
RBC（× 10¹²/L）	2.4	2.5	2.4	2.5
Hb（g/L）	78	79	78	80
PLT（× 10⁹/L）	96	110	107	117

【形态学检验图谱】

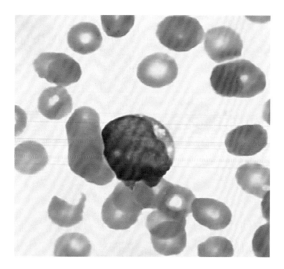

图 53-1　用药第 5 天,患者外周血出现原始细胞 (10×100)

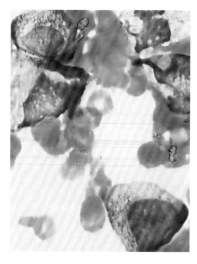

图 53-2　停药第 1 天原始粒细胞明显减少, 可见少量早幼粒细胞(10×100)

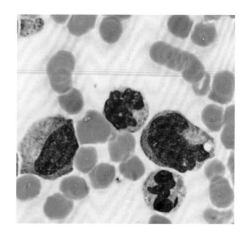

图 53-3　停药第 2 天,原始细胞和早幼粒细胞消失,出现大量中性分叶核和杆状核粒细胞(10×100)

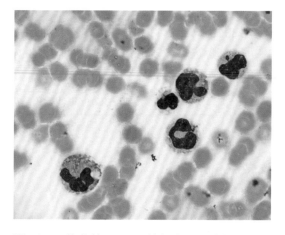

图 53-4　停药第 2 天,原始细胞和早幼粒细胞消失,出现大量中性分叶核和杆状核粒细胞(10×100)

【分析与体会】

近年来,重组人粒细胞集落刺激因子(商品名:吉赛欣)常用于肿瘤放、化疗所致白细胞减少症。追踪该患者血液常规检查时发现,红细胞、血红蛋白和血小板在用药前后变化不明显;而白细胞总数及分类变化巨大。患者在停药后第 1 天,外周血白细胞总数虽然明显增加,但原始和早幼粒细胞的比例明显下降;停药后第 2 天,原始细胞消失,逐渐被中性分叶核和杆状核粒细胞代替。随后,我们还陆续发现过其他接受化疗治疗的患者,在使用吉赛欣后,外周血都会出现一过性原始及幼稚粒细胞增高的病例[1]。

【参考文献】

[1] 韩慧杰,朱霞,白佩霞. 重组人粒细胞集落刺激因子治疗化疗后白细胞减少疗效观察. 医药论坛杂志,
    2006,27(17):86-87.

(曾素根,邮箱:zsg8077118@163.com)

54. 上消化道闭锁新生儿的外周血细胞形态异常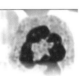

【案例经过】

　　患儿,女。代诉:出生后呕吐 17 小时。患儿 17 小时前剖宫产于当地医院,喂养时发现患儿呕吐,呕吐物为喂养物,无喷射性呕吐,大便未解,现为求进一步治疗入院。神志清楚,未发现异常。X 线检查:消化道闭锁。血常规:RBC 5.6×10^{12}/L,Hb 192.0g/L,PLT 235.0×10^9/L,WBC 18.3×10^9/L;其散点图见图 54-1。手工分类:中性分叶核粒细胞 13.0%,中性杆状核粒细胞 55.0%,中幼粒细胞 2.0%,晚幼粒细胞 9.0%,淋巴细胞 13.0%,单核细胞 8.0%;中性粒细胞形态出现中毒颗粒、空泡、核左移等现象(图 54-2)。

【形态学检验图谱】

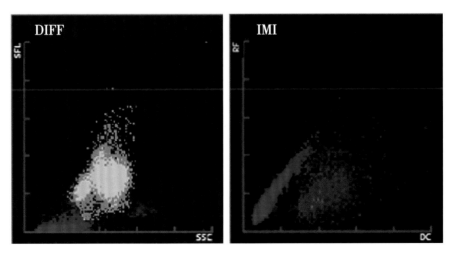

图 54-1　Sysmex XE-5000 仪器 Diff 通道和 IMI 通道散点图

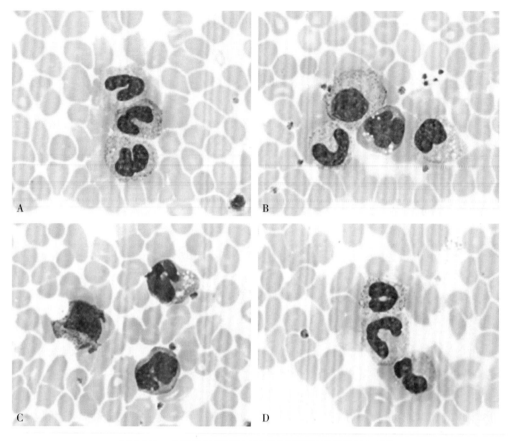

图 54-2　中性粒细胞核左移伴中毒颗粒及空泡（A~D）

【分析与体会】

新生儿的白细胞计数正常参考范围为 15.0~20.0 × 10^9/L，刚出生时中性粒细胞占 65.0% 左右，2~7 天后中性粒细胞比例开始降低，与淋巴细胞各占 40.0%，2 周后继续降低变为 35.0%，淋巴细胞比例变为 55.0%，这种中性粒细胞和淋巴细胞比例倒置的情况一直持续至 4~5 岁，二者又基本相等，之后中性粒细胞逐渐增高至成人水平。

该患儿外周血涂片中，中性粒细胞胞质中出现比正常中性颗粒粗大的深紫色中毒颗粒，这种颗粒分布不均、大小不等，同时伴有空泡，同时可见中性中、晚幼粒细胞（见图 54-2）。中性粒细胞出现中毒颗粒和空泡提示患者存在严重感染。降钙素原的升高也佐证了感染的存在，降钙素原（procalcitonin，PCT）是血浆中的一种蛋白质，可以作为一个急性参数来鉴别诊断细菌性和非细菌性感染。当严重细菌、真菌、寄生虫感染以及脓毒血症时它的水平升高，自身免疫性疾病、过敏和病毒感染时不会升高。

该患儿虽然无发热症状，且白细胞数也在正常参考范围内，但血涂片上显示，中性粒细胞存在核左移伴中毒颗粒及空泡等感染血象。众所周知，如果患者存在严重感染的情况下，盲目进行手术，会增加手术风险，可能发生双重感染，增加并发症，甚至死亡，必须进行抗感染治疗后择期手术。

（曾婷婷，邮箱：zingteng80@gmail.com）

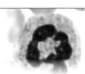

55. 从现象到本质——从血象的类白血病反应到肺结核最后确诊

【案例经过】

患者,男,61 岁。主诉:咳嗽、咳痰、胸闷、低热伴盗汗半年,咯血 1 天。查体:体温 36.6℃,脉搏 80 次 / 分,呼吸 20 次 / 分,血压 138mmHg/95mmHg。神清语明,听诊两肺呼吸音粗,偶可闻及喘鸣音,未闻及湿啰音。血常规:白细胞 35.9×10^9/L,红细胞 4.6×10^{12}/L,血红蛋白 141.0g/L,血细胞比容 41.30%,血小板 587.0×10^9;分类:中性中幼粒细胞 5.0%、中性晚幼粒细胞 6.0%、中性杆状核粒细胞 6.0%、中性分叶核粒细胞 72.0%、单核细胞 2.0%,嗜碱性粒细胞 1.0%,淋巴细胞 8.0%,部分粒细胞可见中毒颗粒、空泡变性(图 55-1)、Döhle 小体(图 55-2)、中晚幼粒细胞(图 55-3)及中性分叶核分叶过多现象(图 55-4),中性粒细胞碱性磷酸酶活力 100%、积分 351 分。胸部 CT:双肺结核的可能性大。痰抗酸杆菌:阳性(+++)(图 55-5)。结核菌 DNA:1.7×10^6cps/ml(正常参考值 $<5.0 \times 10^2$cps/ml)。患者确诊:肺结核。

【形态学检验图谱】

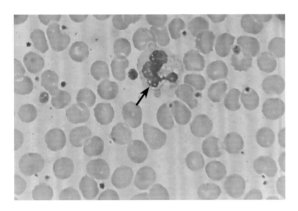

图 55-1　患者外周血涂片。粒细胞可见中毒颗粒、空泡变性(1000×,瑞特 - 吉姆萨染色)

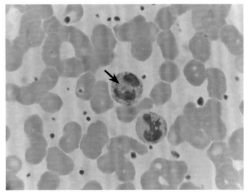

图 55-2　患者外周血涂片,Döhle 小体(1000×,瑞特 - 吉姆萨染色)

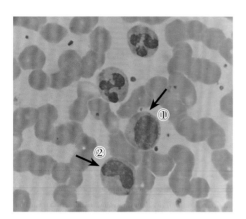

图 55-3 患者外周血涂片,①为中性中幼粒细胞;②为中性晚幼粒细胞

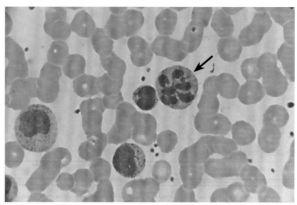

图 55-4 患者外周血涂片,中性分叶核分叶过多现象(1000×,瑞特 - 吉姆萨染色)

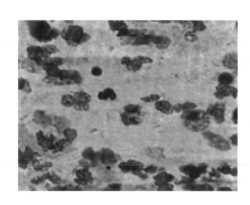

图 55-5 患者痰抗酸涂片,中心粉红色小杆状物为结核分枝杆菌(1000×,抗酸染色)

【分析与体会】

　　类白血病反应是指机体在某些情况下,造血组织对某种刺激引起的类似白血病的血液学改变,外周血白细胞计数显著增多(可多达 $30 \times 10^9/L$ 以上)和(或)出现幼稚血细胞,但并非白血病。与白血病的重要区别为:有明确病因,如严重的感染、中毒、恶性肿瘤、急性溶血、过敏性休克、巨幼细胞性贫血、服药史等。原发病经治疗去除后,血常规也随之恢复正常。

　　本患者出现是粒细胞型类白血病反应,最后确定病因是继发于肺结核。住院后给予水飞蓟宾胶囊、异烟肼片、乙胺丁醇片、吡嗪酰胺片等抗结核治疗,症状减轻后,血常规恢复正常[1]。粒细胞类白血病反应最重要的要与慢性粒细胞白血病相鉴别。慢性粒细胞白血病临床有白血病的重要体征:肝脾大,尤以脾大明显;血常规、骨髓细胞学以中、晚及成熟阶段粒细胞增生为主,并伴有双嗜型粒细胞增多,且中性粒细胞 ALP 活力减低,Ph 染色体和(或) BCR-ABL 融合基因阳性。

【参考文献】

[1] 张之南,沈悌 . 血液病诊断及疗效标准 . 北京:科学出版社 .2008:150.

(宋国良,邮箱:qthsgl@126.com)

56. 感染还是再生障碍性贫血——骨髓结核

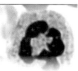

【案例经过】

患者,男,74岁。主诉:全血细胞减少6年,发热20天。查体:体温38℃。轻度贫血貌。血常规:白细胞0.9×10^9/L,中性粒细胞87.0%,淋巴细胞7.0%,单核细胞5.0%,嗜酸性粒细胞1.0%,Hb 81.0g/L,PLT 38.0×10^9/L。骨髓细胞学:原始粒细胞0.5%,早幼粒细胞6.0%,晚幼粒细胞5.5%,淋巴细胞8.0%,单核细胞4.0%,浆细胞3.0%;细胞增多,并易见异型淋巴细胞和巨噬细胞,粒细胞可见空泡变性,应考虑感染骨髓象(图56-1);细胞外铁阳性,铁粒幼红细胞0.2,中性粒细胞碱性磷酸酶(NAP)阳性10.0%,积分16。骨髓印片:有核细胞量减少,主要造血细胞均少见(图56-2)。骨髓病理:高增生性,切片上可见较大范围的类上皮肉芽肿(图56-3,图56-4),外围宽大的淋巴细胞或单核细胞带,首先考虑骨髓结核。作结核菌素纯蛋白衍化物(PPD)试验(+++)。胸片:左下叶斑片影,双肺纹理增多,可见粟粒样结节影。B超:脾大。临床诊断为急性血行播散型肺结核合并全血细胞减少。

【形态学检验图谱】

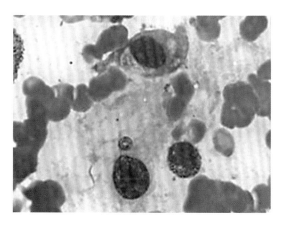

图56-1 骨髓涂片,造血细胞减少,但可见中性粒细胞空泡变性和转化的单核细胞(1000×,W-G染色)

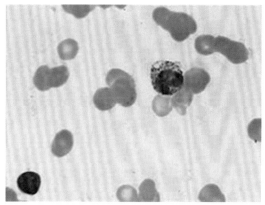

图56-2 骨髓活组织印片,显示有核细胞少见,主要的造血细胞均减少(1000×,W-G染色)

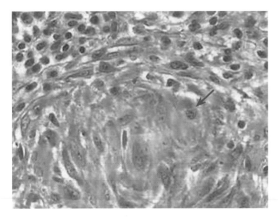

图 56-3 典型朗罕多核巨细胞,箭头所示为巨大的上皮细胞样肉芽肿(HGF 染色,×400)

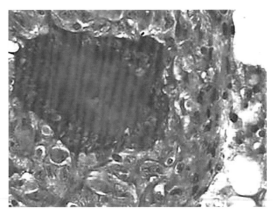

图 56-4 与图 56-3 同步检查的骨髓切片,箭头所示为巨大的上皮细胞样肉芽肿

【分析与体会】

    临床上,急性血行播散型肺结核是以发热和全身性症状为主要表现,以肺、肝、脾和骨髓内出现广泛的播散性肉芽肿为主要特征。其肺部 X 线表现多样,且病程早期病灶较小,胸片不能发现,出现典型表现多在发病 2~3 周后,故诊断困难,常延误病情。肺部 X 线典型粟粒样改变有助于急性血行播散型肺结核诊断,但胸片正常亦不能除外,反复复查胸片是必要的。痰涂片查抗酸杆菌的阳性率较低,一般在 20%~50%;血培养少有结核菌生长。患者可合并血液系统异常,如类白血病反应,外周血不仅可检出原始与幼稚血细胞,也可出现全血细胞减少。骨髓活检易检出上皮细胞样肉芽肿,后者主要是上皮样组织细胞和朗汉斯多核巨细胞(即朗汉斯结核性结节巨细胞)所组成,多核巨细胞的四周常绕以炎性细胞,包括:淋巴细胞、浆细胞、中性粒细胞、嗜酸性粒细胞、纤维丝和无定形嗜酸性物质。骨髓穿刺涂片虽多可作出骨髓感染象诊断,但骨髓活检常可提供更多的诊断信息,如本例的朗罕结核性结节巨细胞。骨髓活检安全、快速,且可除外隐匿血液系统疾病。因此,对于怀疑急性血行播散型肺结核合并全血细胞减少者,骨髓活检和印片是必需的。

(朱蕾,邮箱:Zhulei121@126.com)

57. 外周血里形态特别的原始髓细胞

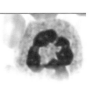

【案例经过】

    患者,男,35 岁。主诉:高热、贫血、呼吸窘迫。生化:GLU 12.3mmol/L,LDH 613.0U/L,HBDH 719.0U/L,PT 10.1s,INR 0.88,APTT 37.3s,D- 二聚体 >38mg/L。血常规:红细胞 2.6×10^{12}/L,血红蛋白 85.0g/L,血小板 68.0×10^{9}/L,白细胞 242.3×10^{9}/L;分类:中性分叶核粒细胞

1.0%,淋巴细胞2.0%,中性杆状核2.0%,嗜酸性粒细胞1.0%,中性晚幼粒细胞2.0%,原始细胞92.0%;其形态特征:细胞体积较大,胞质量较多,边缘染蓝色,部分细胞胞质内可见一个比颗粒大几倍的深红色圆形小体,少数细胞可见空泡,核型不规则,可见凹陷、切迹,核染色质疏松,隐约可见1~3个较大核仁(图57-1,图57-2)。免疫表型(图57-3):CD13阳性、CD33少数阳性、CD117部分阳性、HLA-DR少数阳性、CD34(-)、CD36(-)、CD56(-)、CD14(-)、CD64(-)、cMPO(-)、cCD3(-)、cCD79a(-)。结果显示这是髓系的细胞,但是表型更趋向于原始粒细胞。

【形态学检验图谱】

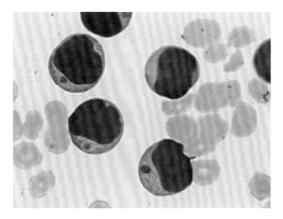

图57-1 外周血涂片中可见大量原始细胞,其中部分细胞胞质内含有深红色圆形小体(10×100)

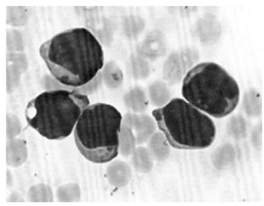

图57-2 外周血涂片中可见大量原始细胞,其中部分细胞胞质内含有深红色圆形小体(10×100)

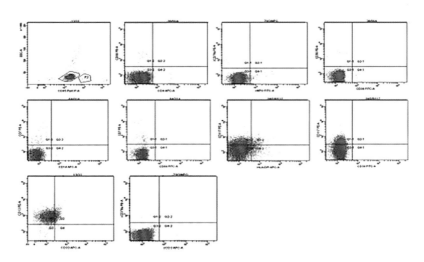

图57-3 流式免疫分型结果示原始粒细胞

【分析与体会】

当我们从形态学上无法识别白血病细胞时,可以通过流式细胞免疫分型和(或)组化染色进行辅助分型。

该患者外周血白细胞数高达 242.3 × 10⁹/L,发生率约占白血病的 10.0%~20.0%[1]。高白细胞白血病属高危型白血病,病理生理基础是白细胞淤滞,临床可发生颅内出血、急性呼吸窘迫综合征(ARDS)、弥散性血管内凝血(DIC)等严重危及生命的并发症,早期病死率高达 30.0%~54.0%。易发生高白细胞白血病的急性白血病包括急性早幼粒细胞白血病、急性粒单细胞白血病、急性单核细胞白血病、急性 T 淋巴细胞白血病。

本病例中患者外周血的白血病细胞胞质中出现的圆形小体,可能为细胞凋亡产生的核碎片,由于细胞凋亡过程的异常,细胞虽然产生了这样的核碎片,但凋亡过程未能继续下去,整个细胞仍然保持完整状态,形成这样特别的形态,这更符合白血病细胞的特点和逻辑[2]。

【参考文献】

[1] Majhail NS, Lichtin AE. Acute leukemia with a very high leukocyte count: confronting a medical emergency. Cleve Clin J Med, 2004, 71(8): 633-637.

[2] Schepers H, Geugien M, Eggen BJ, et al. Constitutive cytoplasmic localization of p21(Waf1/Cip1) affects the apoptotic process in monocytic leukaemia. Leukemia, 2003, 17(11): 2113-2121.

（曾婷婷,邮箱:zingteng80@gmail.com）

---

58. 可怕的减肥——神经性厌食症所致营养不良性造血衰竭

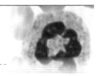

【案例经过】

患者,女,15 岁。主诉:节食、体重减轻 3 个月,近 1 个月乏力加剧。3 个月前减肥、节食,随后出现乏力、食欲缺乏,进食后腹胀,近 1 个月来食欲显著减退,到每日只进少量饮料和水果,体重由减肥前 37kg 降至 27kg,并出现显著消瘦和双下肢水肿入住我院。查体:极度消瘦,双下肺听诊无殊,心率 54 次/分,心音低钝,腹平软,肝肋下 1cm,脾肋下未及,肠鸣音正常,双下肢水肿。B 超:腹腔少量腹水,肝肾回声改变;超声心动图:左心室内假腱索、室间隔活动度减低;胃肠造影无殊;肝功能及免疫球蛋白检查无殊,FT₃、TT₃ 轻度下降和 SH 轻度下降。血常规:Hb 109.0g/L,MCV 93.7fl,MCH 34.1pg,MCHC 363.0g/L,RDW12.4%,WBC 2.2 × 10⁹/L,N 54.0%、L 45.0%、M 1.0%,PLT 65.0 × 10⁹/L。骨髓涂片:油脂不增加,髓液胶冻样,有核细胞增生极度低下,粒、红、巨三系细胞均显著少见(图 58-1),巨核细胞全片 4 个,粒红比例 6.6∶1,淋巴细胞相对增多。骨髓小粒多,但小粒内支架细胞和造血细胞均少,被染成浅红色网状条索状。细胞分类:早幼粒细胞 1.0%、中幼粒细胞 5.0%、晚幼粒细胞 13.0%、杆状核和分叶核粒细胞 27.0%、中幼红细胞 2.0%、晚幼红细胞 5.0%、淋巴细胞 45.0%、单核细胞 2.0%,各系细胞形态未见异常。细胞外铁阳性(+),铁粒幼细胞 28.0%,未见病理性铁粒幼细胞。骨髓印片:有核细胞增生轻度减低,大多数造血细胞和非造血细胞都被包裹在浅红色的网状条索中。骨髓活检见极状骨和少量纤维组织增生(图 58-2)。骨髓形态学和病理学诊断重度营养不良性骨髓造血衰竭(图 58-3),临床诊断:神经性厌食症,重度营养不良,继发性造血衰竭。

【形态学检验图谱】

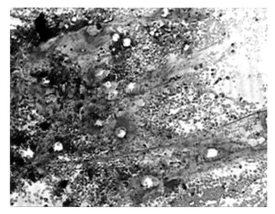

图 58-1　骨髓涂片,骨髓小粒呈胶冻样,染成浅红色,造血细胞和非造血细胞皆少(100×,W-G 染色)

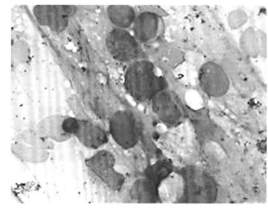

图 58-2　骨髓印片,造血细胞和非造血细胞大多被包裹在浅红色的网状条索中(1000×,W-G 染色)

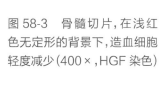

图 58-3　骨髓切片,在浅红色无定形的背景下,造血细胞轻度减少(400×,HGF 染色)

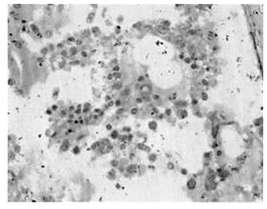

【分析与体会】

　　骨髓造血衰竭由多种原因引起,但由厌食重度营养不良原因所致者具有特殊性。骨髓穿刺液呈胶冻样或胶质状的特殊外观,不易推片,制成的涂片标本有松散的难以推出尾部的小块胶质。镜下为染成浓集红色均一变性的髓液成分,甚至小粒内几乎看不到有核细胞,且有核细胞增生极差,但油脂不增加。细胞分类中,淋巴细胞相对增多而主要的粒、红、巨三系细胞均少,减少最显著的为幼红细胞。粒系细胞虽可见各期细胞,但分叶核细胞比例相对于早期阶段显示明显增高。观察细胞形态未见明显变化。认为这种造血衰竭与再生障碍性贫血有许多不同,不能诊为再生障碍性贫血,与缺铁和叶酸、维生素 B_{12} 缺乏所致的营养不良性贫血也完全不同。

(朱蕾,邮箱:Zhulei121@126.com)

59. 血常规中警惕脂血带来的干扰

【案例经过】

患者,男,36岁。血常规:RBC 1.7×10^{12}/L,Hb 125.0g/L,HCT 0.18L/L,MCV 106.6fl,MCH 75.3pg,MCHC 706.0g/L;WBC 18.2×10^9/L,PLT 164.0×10^9/L。血涂片:可见大量大小不等、未着色小体(图59-1);将保存在4℃冰箱里的血液标本取出,可见血浆呈奶酪样混浊,发现存在严重的脂血干扰,将该血液涂片后进行苏丹Ⅲ染色,发现大量染深红色、大小不等的脂肪颗粒(图59-2)。

【形态学检验图谱】

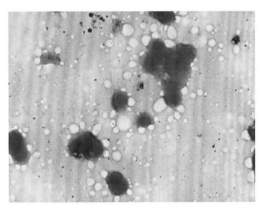

图59-1 患者外周血涂片瑞特-吉姆萨染色,可见大量大小不等无色脂肪颗粒(10×100)

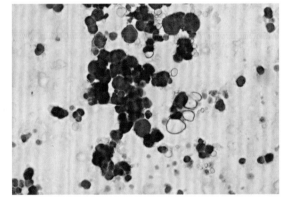

图59-2 患者外周血涂片苏丹Ⅲ染色,可见染深红色脂肪颗粒(10×100)

【分析与体会】

众所周知,血液细胞分析结果准确与否,除了标本采集、仪器性能、操作人员素质等因素外,还有一个重要的原因,就是某些血液标本自身存在干扰影响血液细胞分析仪检测结果准确性的因素,而大多数干扰与某些疾病本身有关,如脂血、冷凝集、寄生虫感染等[1-2]。这也是大家在日常工作中最容易忽略的问题。

随着高脂血症患者的不断增加及脂肪乳液作为临床常用肠道外营养药的普遍使用，脂血是最常见的干扰因素。脂血干扰可以通过血液细胞分析仪出现"乳糜 / 血红蛋白干扰（Turbidity/Hb Interference）"报警、MCHC≥365.0g/L、Hb 与 RBC 计数不符、与历史数据差别大、血浆出现混浊、血涂片上使用瑞氏染色时可见不着色颗粒、使用苏丹Ⅲ染色血涂片后可见大小不等深红色颗粒等来判断。

　　实验表明 Hb 受干扰的程度与 Hb 自身浓度成反比；即 Hb 值越低，受干扰的程度越大。这说明，贫血越严重的标本，越需要对高甘油三酯的干扰进行校正，但越贫血的标本在被脂血干扰时，由于 MCH 及 MCHC 增高不明显或仪器没有报警提示，存在隐形干扰不易被发现，易掩盖病情而造成假象。此时，可将标本低速离心或自然沉降 15 分钟，观察血浆是否存在混浊来判断。

　　我们在审核血液细胞分析仪检测结果时，往往只注意 WBC、RBC、Hb、PLT 等值高低，很容易忽略 MCHC 的高低，其实该值不仅对贫血的分类有价值，而且对判断仪器的状态以及标本是否存在干扰也有非常重要的价值。这件事告诉我们，作为临床检验工作者，一定要有很强的责任心，如果工作中出现任何疏漏，都可能会造成严重的医疗事故。

【参考文献】

[1] 曾素根，余江，曾婷婷，等 .Sysmex 公司血液分析仪的干扰因素分析判断及处理程序 . 检验杂志，2010，25（3）：244-246.

[2] 曾素根，曾婷婷，江虹，等 . 不同脂血浓度对血液分析仪的影响 . 检验杂志，2013，28（2）：131-133.

（曾素根，邮箱：zsg8077118@163.com）

60. 抽丝剥茧，一步一步确诊再障

【案例经过】

　　患者，男，44 岁。主诉：感冒 10 天。患者于 10 天前发热，体温最高 38℃，以下午和晚上为著，伴畏寒无寒战，有头晕、头痛和咳嗽咳痰。查体：双下肢可见数块暗紫色瘀斑，浅表淋巴结未及，肝脾肋下未及。急诊科给予输注红细胞悬液 1.5 单位，并予安曲南抗感染治疗。血常规：白细胞计数 1.4×10⁹/L，中性粒细胞 15.6%，淋巴细胞 79.2%，单核细胞 4.0%，血红蛋白 53.0g/L，血小板 2.0×10⁹/L，CRP 112.0mg/L。胸片：肺纹理稍增多，考虑支气管炎。外院给予抗感染等对症支持治疗后症状有所好转。骨髓细胞学：增生明显减低，骨髓小粒中油滴多见（图 60-1~ 图 60-4）；骨髓病理：骨髓组织中以脂肪组织为主。根据患者血常规、多次骨髓细胞学及骨髓活检报告，确诊为再生障碍性贫血。

【形态学检验图谱】

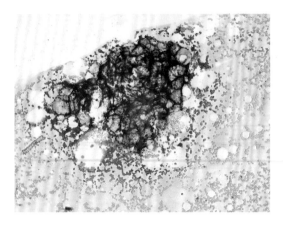

图 60-1　患者多部位穿刺结果显示涂片脂肪空泡易见,骨髓小粒镜下可见空网状结构,巨核细胞未见(瑞特染色,100×)

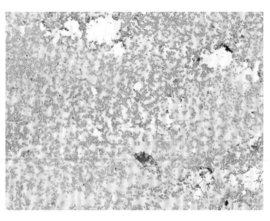

图 60-2　患者多部位穿刺结果显示涂片脂肪空泡易见,骨髓小粒镜下可见空网状结构,巨核细胞未见(瑞特染色,100×)

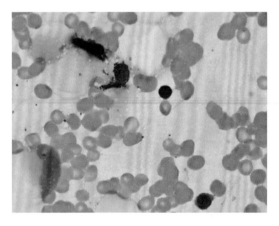

图 60-3　该患者涂片分类中淋巴细胞、肥大细胞、浆细胞、网状细胞等非造血细胞易见,比例相对增加(瑞特染色,1000×)

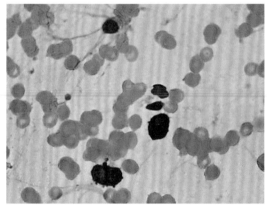

图 60-4　该患者涂片分类中淋巴细胞、肥大细胞、浆细胞、网状细胞等非造血细胞易见,比例相对增加(瑞特染色,1000×)

【分析与体会】

　　正如本案例一样,血常规发现外周血三系减低,我们可能第一个想到的是再障,但是血液系统疾病复杂,应当考虑到相应的疾病并进行鉴别诊断:①低增生性白血病:可表现为血三系减少,但骨髓检查可见原始及幼稚细胞比例升高;②骨髓增生异常综合征(MDS):为外周血全血或一系到两系血细胞减少,主要表现为贫血血象及骨髓象均有病态造血,骨髓增生多为活跃或明显活跃,病理活检可见 ALIP 等表现,可行骨穿进一步明确;③再生障碍性贫血:三系减少,多部位多次穿刺均提示骨髓增生低下;④溶血性贫血:可表现为血三系减少、肝脾肿大、皮肤巩膜黄染、血尿等,进一步查骨髓细胞学检查、网织红细胞、肝功能、触珠蛋白、尿 Rous 试验、抗人球蛋白试验（Coombs 试验）、CD55$^+$/CD59$^+$ 等明确；⑤脾亢：可表现血三系减少，伴脾大；⑥巨幼细胞贫血：全血细胞减少，大细胞性贫血，叶酸、维生素 B$_{12}$ 等有助于鉴别。骨穿对这些疾病的明确诊断起到很重要的作用，结合体征和其他各种试验进一步进行鉴别判断。本病例骨髓穿刺结果显示增生低下，而体格检查未发现肝脾肿大，可以排除脾亢、溶血性贫血；同时骨髓象检查显示少许骨髓组织，未见病态造血，排除 MDS；又骨髓组织以脂肪组织为主，怀疑再障。若多次多部位骨穿结果都是增生明显减低，且骨髓小粒中多见油滴，综合血象、骨髓象及骨髓活检，确定再障。整体的分析如抽丝剥茧，综合了临床表现和检验报告一步一步考虑，排除不符合的情况，最后明确诊断。

再生障碍性贫血，简称再障。除原发性外，可因物理、化学、生物等原因使骨髓造血组织减少导致骨髓造血功能衰竭，引起全血细胞减少的一组造血干细胞疾病。它的特征是造血干细胞和（或）造血微环境功能障碍，造血红骨髓被脂肪髓替代，骨髓中无恶性细胞浸润，临床上以全血细胞减少为主要表现的一组综合征。具体病因可有：①药物：如氯霉素、砷、金制剂等；②病毒感染：肝炎病毒、微小病毒 B$_{19}$ 等；③辐射：长期接触 X 线、放射性核素等；④化学制剂：酚类、杀虫剂、苯等；⑤免疫系统问题：SLE、类风湿关节炎和胸腺瘤等疾病后继发。

【吴巧萍主任技师点评】

再障通常在临床上表现为感染发热，和普通的感冒相似，其也有贫血的体征，容易误诊，这就需要临床人员有一定的经验，尽早发现，尽早治疗，免去患者不必要的痛苦。治疗中除了适当输入红细胞、血小板悬液及预防、治疗感染外，还应采取传统治疗以外的针对性治疗方案，以保证更好的疗效。

（王峰　柳絮，邮箱：452323929@qq.com）

61. 控制多年又复发，"纯红再障"真的那么可怕

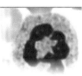

【案例经过】

患者，女，24 岁。患者于 5 年前经多医院就诊，诊断为单纯红细胞再生障碍性贫血（pure red cell aplasia，PRCA）。坚持服用环孢素、安特尔及复方皂矾丸控制病情多年稳定。半年前出现乏力、头晕、面色苍白，需要每月予以输注红细胞悬液 2 单位。血常规：WBC 3.1 × 10^9/L，Hb 39.0g/L，PLT 229.0 × 10^9/L。体检：重度贫血貌，皮肤巩膜无黄染，皮肤黏膜未见瘀点、瘀斑，浅表淋巴结未及明显肿大，胸骨无压痛，肝脾肋下未及，腹部未及包块，双下肢无水肿。

血清铁蛋白高达 1347.2μg/L（正常参考范围：6.9~282.5μg/L），血清铁 37.9μmol/L（正常参考范围：9.0~27.0μmol/L）。骨髓象：符合纯红再障。骨髓染色体检查未见明显异常（图 61-1~ 图 61-4）。对症治疗后贫血症状改善。

【形态学检验图谱】

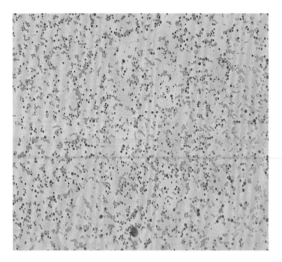

图 61-1　有核细胞增生活跃(瑞特染色,100×)

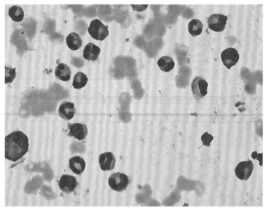

图 61-2　幼稚红细胞未见,浏览全片幼红细胞不易见(瑞特染色,1000×)

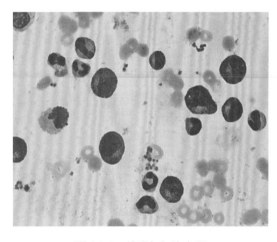

图 61-3　幼稚红细胞未见

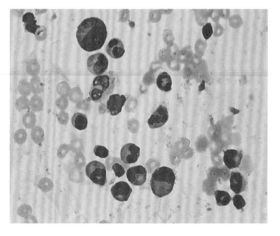

图 61-4　幼稚红细胞未见

【分析与体会】

　　单纯红细胞再生障碍性贫血(PRCA),简称纯红再障,系多种原因引起的骨髓红细胞系列选择性再生障碍所致一组少见的异质性综合征,呈正细胞正色素性贫血,网织红细胞计数显著减少(<0.1%)或缺如,白细胞和血小板计数正常或稍偏低,形态无异常。该类患者骨髓象有核细胞增生多呈活跃状态,红系增生极度低下,甚至缺如(有核细胞分类常<5%);粒系百分比相对增加,但各阶段细胞比例及形态正常;粒细胞形态及数量方面多无异常。综合患者外周血及骨髓象的形态特点分析,不难将典型的纯红再障与其他疾病区分开来[1]。

PRCA 临床按病程分为急性和慢性,按病因分为先天性和获得性两类。在临床上,获得性 PRCA 较先天性多见。获得性又可按病因分为原发性和继发性,原发性的病因不明,赵咏梅等认为获得性纯红再障的主要致病原因为红细胞发育停滞,推测其原因可能为患者血浆中存在红细胞生成抑制因子;继发性 PRCA 的致病因素有胸腺瘤、淋巴髓系增生紊乱、病毒感染、自身免疫性溶血性贫血、胶原病、妊娠、药物、ABO 血型不相合的异基因骨髓或干细胞移植、抗 EPO 抗体等。慢性患者均应详细检查有无胸腺瘤,50% 患者伴有胸腺瘤,而胸腺瘤患者却仅 5% 有 PRCA[2]。无论是原发还是继发,其发病机制多认为与免疫系统异常相关[3]。该案例患者因严重贫血入院检查,无特殊病史,无其他并发症,未发现与继发性 PRCA 相关的指标,临床诊断倾向于原发性 PRCA。

PRCA 作为一种相对少见的疾病,诊断并不困难。临床医生可以根据血象和骨髓象的特点,结合临床表现及一系列辅助检查就可以得到初步诊断。PRCA 的主要诊断要点是骨髓象中单一红细胞明显减少或缺如。鉴别诊断我们需要注意的有:①再生障碍性贫血是红系、粒系、巨核系同时受累,引起全血细胞减少;②MDS 造血系统功能严重紊乱,属于造血系统干细胞的克隆性疾病,外周血常有两系甚至三系减少,有明显的病态造血表现,可转为急性白血病;③结缔组织疾病,表现为全血减少伴关节肿痛、皮疹等,抗核抗体谱异常;④溶血性贫血,表现为三系减少、肝脾肿大、皮肤巩膜黄染、血尿等,骨髓检测、CD55/CD59、尿含铁血黄素(Rous)试验、触珠蛋白、网织红细胞、Coombs 试验等可明确。

本例中患者最初被诊断为 PRCA,用药物控制良好,5 年后复发,可见定期复查很重要,特别是一些慢性疾病引起的并发症,更应该早发现、早治疗,切不可掉以轻心,否则病入膏肓,就是华佗在世,也束手无策啊!

【乐静主任医师点评】

PRCA 临床上较少见,分为先天性和获得性。1930 年首例报道 PRCA 与胸腺瘤有关,胸腺瘤合并 PRCA 约占 5.0%~7.0%,而 PRCA 合并胸腺瘤者高达 20.0%~50.0%。一般胸腺瘤均存在贫血之前,部分于胸腺瘤出现后或切除后才出现贫血。患者诊断纯红再障后予环孢素等治疗,起初效果良好,但近期患者血红蛋白进行性下降,需依赖输血。行骨髓穿刺了解骨髓情况符合纯红再障,同时予输注洗涤红细胞改善贫血症状良好。嘱出院后注意休息,预防感染,定期血液科门诊随访。

【参考文献】

[1] 赵咏梅,刘林. 获得性纯红再障的多致病因素分析. 重庆医学,2006,35(7):658-659.

[2] Thompson CA,Steensma DP. Pure red cell aplasia associated with thymoma:clinical insights from a 50-year single-institution experience.Br J Haematol,2006,135(3):405-407.

[3] 沈志祥,王鸿利,胡翊群. 血液疾病诊断学. 上海:上海科学技术出版社,2006:68.

（汪丽　范再婧,邮箱:nbwangli2000@163.com）

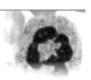

62. 淋巴增生性疾病导致的单纯红细胞再生障碍性贫血

【案例经过】

患者,男,老年。主诉:近2个月来头晕、乏力并进行性加重。当地医院行血常规检查:白细胞计数 4.6×10^9/L,淋巴细胞比例增高 54.0%,血红蛋白 74.0g/L,网织红细胞计数降低,血小板计数 109.0×10^9/L。骨髓象:骨髓增生活跃,粒细胞系统占 50.0%,红细胞系统仅占 2.0%,淋巴细胞系统偏高占 44.0%,但形态未见异常改变,单核细胞占 4.0%(图 62-1~图 62-4)。诊断:①骨髓中有核红细胞仅占 2.0%,考虑单纯红细胞再生障碍性贫血;②骨髓增生活跃,淋巴细胞增高占 44.0%,淋巴增殖性疾病(LPD)?为此,进一步做流式细胞学检查,其结果为:淋巴细胞以异常表型 NK 细胞为主,诊断为 CLPD-NK。

【形态学检验图谱】

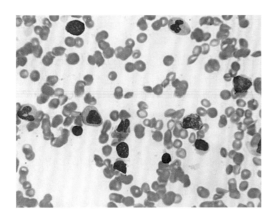

图 62-1 各阶段粒细胞(100×)

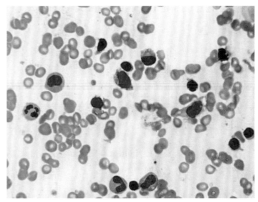

图 62-2 成熟淋巴细胞增高,而有核红细胞明显减少,淋巴细胞形态未见明显异常(100×)

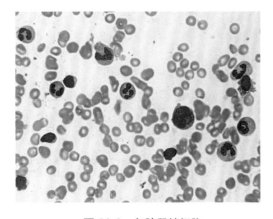

图 62-3 各阶段粒细胞

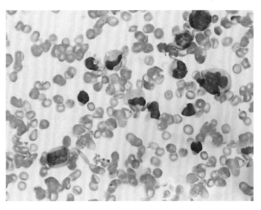

图 62-4 各阶段粒细胞

【分析与体会】

单纯红细胞再生障碍性贫血,简称纯红再障,是由于骨髓红细胞系统选择性再生障碍所致一组少见的综合征。其发病机制多数与自身免疫有关。临床上可分为先天性和获得性两大类,获得性又可按病因分为原发性和继发性,按病程缓急分为急性和慢性两型。本症临床表现是进行性严重贫血,呈正常红细胞性或轻度大红细胞性贫血,同时有网织红细胞显著减少或缺如,一般情况下周围血白细胞和血小板数正常或接近正常。骨髓片有核细胞增生活跃,粒细胞和巨核细胞系列增生正常,但幼红细胞系统显著减少,甚至完全缺如。

该患者年龄大,既往无贫血史,故慢性获得性纯红再障可能性大。此种类型主要见于成人,一般继发于胸腺瘤,而少数患者可继发于某些自身免疫性疾病如系统性红斑狼疮和类风湿关节炎,及某些肿瘤如慢性淋巴细胞白血病等。故在发现单纯红系生成障碍时我们除了应去了解患者胸腺问题外还应该去了解淋巴细胞系统是否存在问题。

当在观察骨髓片时,如果发现淋巴细胞比例增高而形态未见明显异常改变,可通过流式细胞术检查,确定患者是否存在淋巴细胞系统肿瘤。一旦找到病因,并对原发病进行治疗,其贫血症状也会得到改善。

(余江,邮箱:2896705@qq.com)

63. 骨髓检查不可忽视细胞内外铁检查

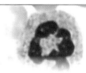

【案例经过】

患者,男。主诉:头晕、乏力、面色苍白数年,近日感心悸、气促加重入院。因拒绝骨穿,长期应用中药补血,治疗无明显效果。严重贫血貌,浅表淋巴结未及,肝肋下 2cm,脾肋下 2.5cm,双下肢水肿(+)。

血常规:白细胞 3.1×10^9/L,红细胞 1.0×10^{12}/L,血红蛋白 32.0g/L,血小板 131.0×10^9/L、网织红细胞 12.0%;白细胞分类:中性分叶核粒细胞 76.0%、淋巴细胞 20.0%、中性杆状核粒细胞 3.0%、单核细胞 1.0%。红细胞具有同时存在的低色素和正常色素两种细胞群的双形性,并可见少量大红细胞(图63-1)。骨髓象:骨髓增生明显活跃,粒红比例倒置0.9:1,粒系增生减低,成熟正常;红系增生明显活跃,以小型中、晚幼红细胞增生为主(图63-2);可见较多巨核细胞,未见病理形态的小巨核细胞,血小板数量正常,以中、小堆集为主。铁染色:外铁(+++)、内铁85.0%、环形铁粒幼红细胞22.0%(占红系有核细胞百分比)(图63-3,图63-4)。铁粒红细胞比例增多,并且细胞内铁颗粒也明显增多(图63-5)。血清铁 56.2μmol/L,总铁结合力 55.2μmol/L。本患者无家族遗传史,诊断为铁粒幼细胞贫血(SA)。

【形态学检验图谱】

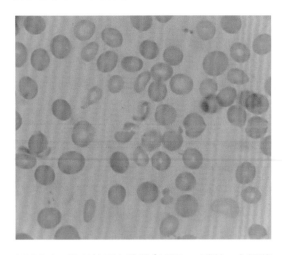

图 63-1　患者外周血涂片（1000×，瑞特 - 吉姆萨染色）

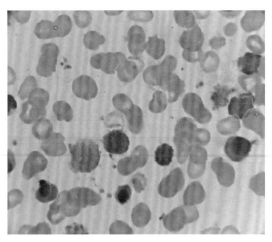

图 63-2　患者骨髓涂片（1000×，瑞特 - 吉姆萨染色）中、晚幼红细胞胞体小，胞质量少

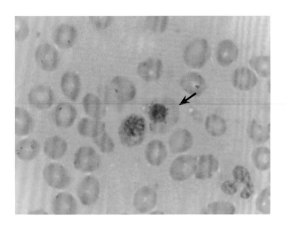

图 63-3　患者骨髓涂片的环形铁粒幼细胞（1000×，铁染色）

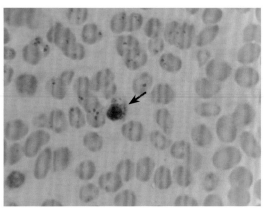

图 63-4　患者骨髓涂片的环形铁粒幼细胞

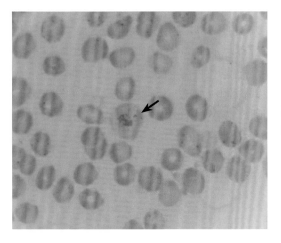

图 63-5　患者骨髓涂片，含铁颗粒过多的铁粒红细胞

【分析与体会】

SA 是由多种原因引起血红素合成过程发生障碍,铁不能与原卟啉整合而积聚在线粒体内,铁利用障碍致使血红蛋白合成不足和无效造血而出现的贫血。

本病起病缓慢,贫血呈进行性加重,是其共同的突出表现,可有肝、脾轻度肿大。血象显示低色素或双向性贫血;骨髓有核细胞增生明显活跃,红系明显增生,骨髓铁染色对诊断非常重要,细胞内铁与外铁均明显增加,坏状铁粒幼细胞 >15%[1],并可见含有铁颗粒的成熟红细胞,粒、红、巨三系无病态造血,此时可与难治性贫血伴有环状铁粒幼细胞(MDS-RARS)及难治性血细胞减少伴多系发育异常和环状铁粒幼细胞(RCMD-RS)相区别[2]。因本病患者外周血可呈现小细胞低色素性贫血,应与缺铁性贫血相区别,而 SA 患者血清铁、铁蛋白饱和度明显升高,血清总铁结合力明显降低,可与缺铁性贫血相鉴别。

【参考文献】

[1] 邹萍 . 血液科疑难问题解析 . 南京:江苏科学技术出版社 .2010:36-37.

[2] 张之南,沈悌 . 血液病诊断及疗效标准 . 北京:科学出版社 .2008:159.

（宋国良,邮箱:qthsgl@126.com）

64. 单纯红细胞再生障碍性贫血：背后的诊断是什么

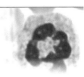

【案例经过】

患儿,女,3 个月。主诉:进行性面色苍白、伴慢性腹泻 3 个月。患儿出生时体重 2.6kg,进奶后出现腹泻,大便稀薄,有脂肪粒,无出血、无感染,无类似家族史。体检:入院时体重 5kg,贫血面容,精神萎,身长 51cm,肝肋下 1cm,无其他阳性体征。血常规:RBC 1.5×10^{12}/L,Hb 39.0g/L,WBC 8.6×10^9/L,N 58.00%,L 40.00%,M 2.00%,PLT 920.0×10^9/L,网织红细胞 0.20%,MCV 82.0fl,MCH 28.0pg,MCHC 341.0g/L;骨髓象:骨髓病理均符合纯红细胞再生障碍性贫血(图 64-1~图 64-2)。血红蛋白电泳:胎儿血红蛋白(HbF)15.00%,HbA₂ 2.00%;促红细胞生成素 50.4mIU/ml。大便常规检查:脂肪滴 5~10 个 / 高倍视野。骨髓染色体核型分析、血淀粉酶及脂肪酶、血糖、免疫球蛋白、淋巴细胞分类和全身骨片及腹部 CT 未见明显异常。

PCR 及基因测序检测结果符合胰腺功能不全合并中性粒细胞减少及 Shwachman-Diamond 综合征(SDS)基因(图 64-3)。DBA 基因未见异常。

【形态学检验图谱】

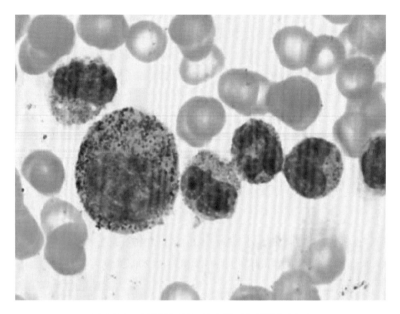

图 64-1　骨髓涂片红系未见,粒系增生活跃

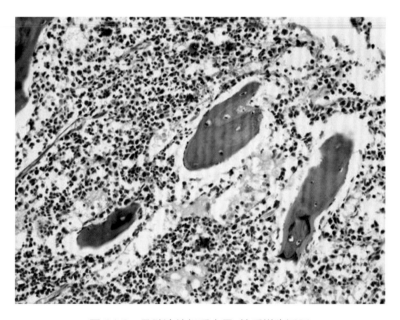

图 64-2　骨髓涂片红系未见,粒系增生活跃

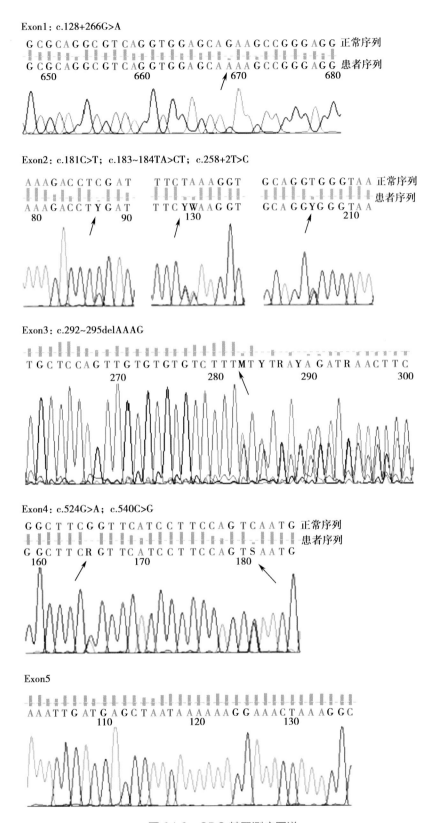

图 64-3 SDS 基因测序图谱

【分析与体会】

单纯红细胞再生障碍性贫血(纯红再障)是单纯红细胞系统增生减低,而血小板和白细胞正常的贫血。其实验室检查特点为正细胞正色素性贫血,网织红细胞降低;骨髓中红细胞系极度减低,而粒细胞和巨核细胞系统增生正常;多有促红细胞生成素代偿性增加。纯红再障诊断不难,但寻找病因至关重要。本组疾病可分为遗传性和获得性,获得性纯红再障多见于年长儿及成人,与胸腺瘤、感染、自身免疫性疾病等密切相关,预后与病因密切相关;遗传性纯红再障多丁婴儿期发病,为一组不同遗传方式所致的异质性疾患,多数系先天性纯红再障(即 Diamond-Blackfan 贫血,DBA),DBA 早期确诊后使用糖皮质激素治疗效果较好。而本例临床上除贫血外尚有慢性脂肪泻,实验室检查符合纯红再障,但 DBA 基因检查正常而 SBS 基因检查异常,故确诊为 Shwachman-Diamond 综合征(SDS)。SDS 又称胰腺功能不全并中性粒细胞减少综合征、Shwachman-Diamond-Blackfan 综合征或舒 - 戴综合征,本病多在婴儿期发病,可能系常染色体隐性遗传。SDS 主要表现为先天性胰腺外分泌功能不全、造血系统发育不全、先天发育异常,容易转化为骨髓增生异常综合征或白血病。胰腺外分泌功能不全可出现各种胰腺消化酶减少,表现为脂肪泻、发育营养不良;而造血系统发育不全多表现为骨髓增生低下和血细胞成熟停滞,一般以中性粒细胞减少为突出表现,本例患儿以贫血为首发表现者文献尚无报道。随着年龄增长,患儿可能会出现体质性发育不良和长骨骨骺发育障碍及反复感染。本病无特殊治疗药物,以替代及对症治疗为主,随访其血常规、骨髓检查等,如发生骨髓衰竭或继发白血病,有条件可考虑异基因造血干细胞移植。感染和继发恶性肿瘤是本病的主要死亡原因。

(肖剑文,邮箱:tomahawk6502@sohu.com)

65. 青年女学生晕倒之谜

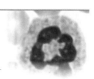

【案例经过】

患者,女,16 岁,中学生。主诉:突发头晕、晕倒,持续 1 分钟。患者 1 天前,由长时坐位听课突然站起发生心悸、冷汗、头晕、黑蒙、晕倒、呼之不应,持续 1 分钟,无大汗淋漓、四肢抽搐,无牙关紧闭、口吐泡沫等表现,来院就诊。心电图:窦性心律过速,ST-T 段改变;头颅 CT:未见明显异常,收入住院。追问病史,患者无月经过多史,但有黑便史。血常规:RBC 1.7×10^{12}/L,Hb 58.0g/L,Hct 16.1%,MCV 92.4fl,生化检测:TP 53.9g/L,GLU 4.8mmol/L,TBIL 4.5μmol/L,DBIL 1.5μmol/L,血清铁 5.1μmol/L(参考值 9.0~27.0μmol/L),血清铁蛋白 5.2μg/L(参考值 11.0~306.8μg/L),叶酸 5.4μmol/L(参考值 5.3~43.0μmol/L),维生素 B_{12} 442pmol/L(参考值 189~883pmol/L)。目前考虑重度贫血引起晕倒的可能性大,给予补铁和输注红细胞等支持治疗。

胃镜检查:十二指肠球部溃疡、慢性浅表性胃炎。胃窦活检:黏膜慢性炎,局灶区淋巴组织增生,幽门螺杆菌(++)。骨髓象:红系增生明显活跃,以中晚幼红细胞为主,部分有核红细胞可见体积偏小、胞质量少、着色偏蓝,内外铁均减低,提示缺铁(图 65-1~ 图 65-4)。诊断为缺铁性贫血(IDA)。然而血常规显示为正细胞正色素性贫血,尚未表现小细胞低色素性贫血,这种情况可能有两种解释:①缺铁合并巨幼贫;②急性失血,骨髓已有表现但外周血红细胞尚未表现小细胞低色素。

【 形态学检验图谱 】

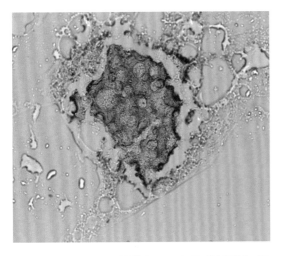

图 65-1　低倍镜下,铁染色显示细胞外铁消失,铁粒幼明显减低,铁颗粒数量少而小,染色浅

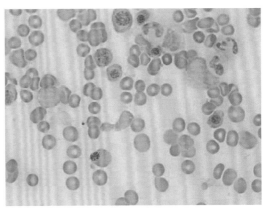

图 65-2　高倍镜下 IDA 骨髓形态学,铁染色

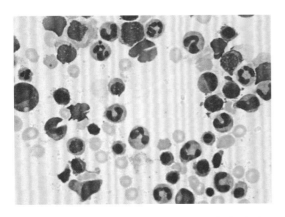

图 65-3　骨髓增生明显活跃,红系增生为主,以中、晚幼红居多,粒 / 红比值减小;各阶段幼红细胞体积偏小,着色偏蓝,胞质较少,边缘不整呈锯齿状,细胞核小而密,深染,核质发育不平衡,呈"老核幼浆"样。粒系相对减少,比例形态基本正常。单核、淋巴和巨核细胞也基本正常(瑞特染色 1000 ×)

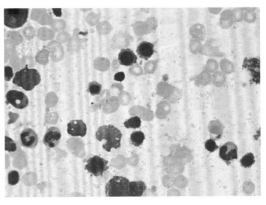

图 65-4　骨髓增生明显活跃,红系增生为主,以中、晚幼红居多,粒 / 红比值减小;各阶段幼红细胞体积偏小,着色偏蓝,胞质较少,边缘不整呈锯齿状,细胞核小而密,深染,核质发育不平衡,呈"老核幼浆"样。粒系相对减少,比例形态基本正常。单核、淋巴和巨核细胞也基本正常(瑞特染色 1000 ×)

【分析与体会】

　　如本案例一样,在排除明显外因(酒精、中毒和外伤等)引起青年女学生突然发生晕倒外,至少应考虑到以下几种生理或病理可能:①月经量过多,贫血引起:可以通过仔细询问病史了解情况加以甄别;②反应性低血糖(餐后低血糖反应):多为女性患者,年纪偏轻。平时有睡眠差、腹胀、情绪易激动、神经紧张和大便秘结等。③癫痫:常年轻时发病,意识不清持续较长,伴抽搐、口吐白沫,脑电图等有助鉴别;④脑源性晕厥:脑部血管或供应脑部血液的血管发生循环障碍引起,导致一过性脑供血不足,如椎底动脉系统受损等,行头颅 MRI 等检查予以鉴别;⑤血管抑制性:多见年轻而体弱女性,有疼痛、紧张、恐惧等诱因,发作时血压下降、心动过缓、冷汗、面色苍白等,能自行缓解,预后良好,临床行倾斜试验检查助诊;⑥其他,如本例消化道出血引起缺铁性贫血造成。通过以上一系列分析,我们再发现同类病例时,可以完善检查,有的放矢,做出合适的判断,对及时诊疗提供帮助。

　　IDA 是铁代谢障碍性贫血的一种,是临床上最常见的一种贫血,约占各类贫血的50%~80%。而相比较,青年女性因为月经周期的关系,更容易发生 IDA。寻找引起缺铁性贫血的病因,并加以根除是治疗缺铁性贫血的关键。大多数缺铁贫血病例均可查出病因,少数病例原发病比较隐蔽,应持续观察。正如本案例这位学生一样,已经有黑便的发生,应该有所重视,积极到医院检查,早期采取诊疗措施。

　　IDA 诊断除了骨髓形态学检查和铁染色外,结合临床及其他检查(如血清铁蛋白、血清铁、转铁蛋白饱和度等)同样重要。也需要与其他原因引起的小细胞低色素性贫血加以鉴别。对不明原因的贫血患者应将铁染色作为常规检查,必要时做 PAS、NAP 等染色。

【徐炜烽主任技师点评】

　　缺铁性贫血发病率很高,尤其是妇女和儿童。IDA 是各种原因导致体内储存铁缺乏,影响血红蛋白合成,引起的小细胞低色素性贫血。长期贫血会使红细胞和血红蛋白的正常生理功能不能发挥,造成组织缺氧,从而危害人体各个组织器官,因此要做到"早发现,早治疗"。治疗上并不困难,治愈原发病是根本,食疗加上补充铁剂能取得良好的效果。

(汪丽　邹秀苗,邮箱:nbwangli2000@163.com)

66. 喜怒无常的红细胞直方图

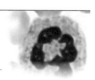

【案例经过】

　　患者,男,49 岁。主诉:近 1 个月来头晕、面色苍白、乏力和心悸。血常规:WBC 11.3×10^9/L,RBC 2.7×10^{12}/L,Hb 47.2g/L,Hct 18.3%,PLT 662.0×10^9/L,Pct 0.7%,MCV 66.8fl,MCH 17.2pg,MCHC 257.0g/L,红细胞分布宽度(RDW-CV)21.7%;分类:中性粒细胞 87.6%,淋巴细胞 8.7%,单核细胞 2.8%,嗜酸性粒细胞 0.9%。红细胞直方图呈双峰现象(图 66-1A);外周血涂片:

部分红细胞形态正常,部分红细胞体积较小,淡染区明显增大(图66-1B)。骨髓涂片(图66-1C),图正中有1个幼红细胞造血岛,周围幼红细胞胞体小,胞质量少,嗜碱;骨髓内外铁染色:外铁阴性,内铁1%。按缺铁性贫血治疗。

经1周治疗后,血常规:WBC 8.5×10^9/L,RBC 3.2×10^{12}/L,Hb 63.2g/L,Hct 24.1%,PLT 639.0×10^9/L,Pct 0.7%,MCV 75.3fl,MCH 19.7pg,MCHC 261.0g/L,SF 7.6mmol/L。红细胞直方图见图66-1D。

治疗半月后,血常规:WBC 8.9×10^9/L,RBC 3.9×10^{12}/L,Hb 94.0g/L,Hct 33.2%,PLT 464.0×10^9/L,PCT 0.5%,MCV 84.5fl,MCH 23.9pg,MCHC 283.0g/L,SF 9.5mmol/L。

治疗1月后,血常规:WBC 7.2×10^9/L,RBC 4.7×10^{12}/L,Hb 110.0g/L,血小板 354.0×10^9/L,MCV 85.2fl,MCH 320.0g/L。SF 11.2mmol/L。

【形态学检验图谱】

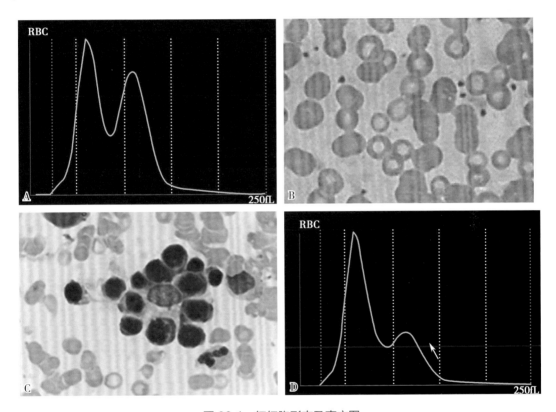

图66-1 红细胞形态及直方图

【分析与体会】

该患者红细胞直方图在治疗过程中变化非常典型,一般重症缺铁性贫血患者,均为小红细胞,且大小不均直方图呈单峰,曲线峰左移。而该患者发现时红细胞直方图呈双峰,说明该患者体内红细胞大小明显不均,有大、小两群,曲线峰底变宽。从外周血红细胞形态也可以看出,随着铁剂的治疗,红细胞大小逐渐均匀,直方图双峰逐渐变为单峰,最后,红细胞形态也趋于正常。血红蛋白、红细胞也接近于正常参考下限。我们观察到大部分贫血患者为缺铁性贫血,血小板明显升高,随着治疗的好转,血小板数量逐渐下降到正常,该患者有同样的表现。本患者红细胞直方图的变化是一个很好的教学材料。

（宋国良,邮箱:qthsgl@126.com）

67. 揭开 7 年贫血的神秘面纱

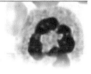

【案例经过】

患者,男性,27 岁。主诉:贫血 7 年,病情加重 2 年。面色苍白明显。临床予以补充铁剂、叶酸、维生素 B_{12} 等药物治疗无效。血常规:白细胞计数 7.2×10^9/L,红细胞计数 3.1×10^{12}/L,血红蛋白浓度 50.0g/L,血小板计数 221.0×10^9/L,MCV 69.0fl,网织红细胞 43.0%。骨髓象:骨髓增生极度活跃,以红系增生为主,占有核细胞 71.0%,部分轻度类巨变,部分细胞质量少,胞质边缘不整齐,核畸变较易见;骨髓铁染色环形铁粒幼细胞占有核红细胞 35.0%(图67-1A,图 67-1B),成熟红细胞呈轻度双形性、破碎及畸形红细胞多见(图 67-1C,图 67-1D);粒系、巨核系无明显改变。临床诊断:铁粒幼细胞性贫血,予以大量维生素 B_6 口服治疗,临床症状有所缓解。

【形态学检验图谱】

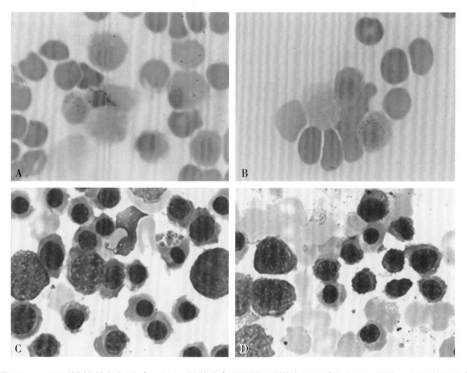

图 67-1　环形铁粒幼红细胞(A 和 B,铁染色);骨髓红系增生活跃(C 和 D,瑞特 - 吉姆萨染色)

【分析与体会】

铁粒幼细胞性贫血是一组由多种不同原因引起血红素合成障碍或铁利用不良性疾病,其特点是骨髓中有大量环形铁粒幼细胞生成,组织中铁也显著增加。环形铁粒幼细胞是指幼红细胞内铁颗粒在 5 个以上,且绕核周分布 1/3 以上者。该病可为获得性,也可为遗传性。铁粒幼细胞性贫血的血涂片:环形铁粒幼贫血的红细胞大小呈不均一性,可以为小细胞性贫血,但大部分患者呈轻度至严重的大细胞性贫血。骨髓象:呈增生性贫血,红系明显增生,可有一些形态异常,如核固缩、空泡、核畸形等;骨髓铁染色显示外铁增多,环形铁粒幼细胞增多,一般粒系和巨核系无明显改变。但在 MDS 基础上发生的原发性铁粒幼细胞性贫血时,粒系或巨核系可出现病态造血。

【张建富副主任技师点评】

铁粒幼红细胞性贫血分类:

1. 遗传性　多为青少年、男性多见及有家族史。称遗传性铁粒幼红细胞贫血,多数为伴性隐性通过 X 染色体遗传、少数为常染色体隐性遗传。

2. 获得性　又分为:①原发性:为干细胞克隆性疾病,多见于中年和老年,男女均可发病,可见三系病态造血。按 2008 年 WHO 关于 MDS 分型标准,将环形铁粒幼红细胞视为红系病态,与红系其他病态具有一样的临床价值。当骨髓诊断 MDS-RA,若环形铁粒幼红细胞 ≥15%,可诊断 MDS-RARS;其他亚型,无论环形铁粒幼红细胞 ≥15% 或 <15%,不改变 MDS 的诊断亚型。只作为红系造血的一种病态表现。因此,只要患者贫血,一定要行骨髓铁染色,观察有无环形铁粒幼红细胞,出现环铁多考虑 MDS 诊断;②继发性:常有原发病或药物毒物接触史,药物和毒物,如异烟肼、铅中毒、慢性酒精中毒等;继发于其他疾病,如类风湿性关节炎、癌症、骨髓纤维化、溶血性贫血等。

(张建富　王蓉,邮箱:zx230889zx@163.com)

68. 年轻妈妈的烦恼

【案例经过】

患者,女性,2 岁。主诉:面色苍白 1 年多,近 1 个月来发现眼白轻微黄染。体检:贫血貌,脾肿大,肝不大,浅表淋巴结未及。血常规:白细胞计数 10.8×10^9/L,红细胞计数 3.0×10^{12}/L,血红蛋白浓度 89.0g/L,血小板计数 273.0×10^9/L,网织红细胞 10%,MCV 76.9fl,MCH 25.8pg,MCHC 0.4;红细胞渗透脆性试验(+);外周血涂片:可见 23.0% 球形红细胞;骨髓象:粒红比例倒置,红系可见核固缩、双核等异常,嗜多色性红细胞和球形红细胞增多(图 68-1,图 68-2),粒系、巨核系大致正常。由于患儿母亲曾经诊断为遗传性球形红细胞增多症,遂行染色体检查发现第 8 号染色体的短臂有缺失,确诊为遗传性球形红细胞增多症。

【形态学检验图谱】

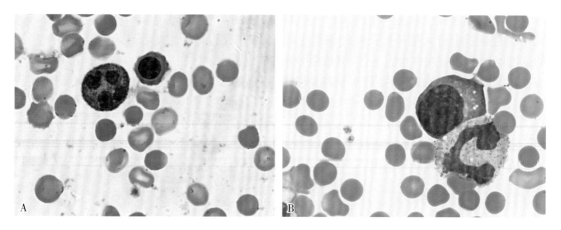

图 68-1　球形红细胞（A 和 B,瑞特 - 吉姆萨染色）

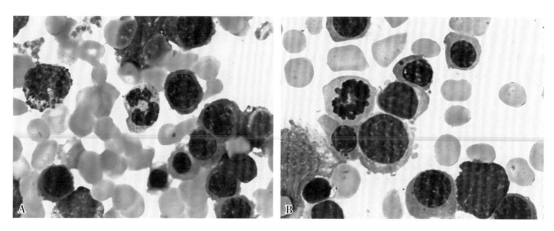

图 68-2　红系增生明显活跃（A 和 B,瑞特 - 吉姆萨染色）

【分析与体会】

　　遗传性球形红细胞增多症（hereditary spherocytosis,HS）是一种红细胞膜蛋白基因异常导致的遗传性溶血性疾病。多数 HS 呈常染色体显性遗传,有第 8 号染色体短臂缺失;但约有 1/4 的患者缺乏明显的家族史,可能与基因突变有关,呈常染色体隐性遗传。贫血、黄疸、脾大是 HS 患者最常见的临床表现,三者可同时存在,也可单独发生。HS 任何年龄均可发病,成年发病更加常见,有时可并发再生障碍性贫血危象,常为人类微小病毒感染或叶酸缺乏所引起。

　　血象:血涂片中成熟红细胞大小不一,球形红细胞增加,比例多在 10% 以上,可高达 60.0%~70.0%;其直径 6.2~7.0μm,大小比较均一,厚度增加,染色后细胞着色较深,中央淡染区消失,简易滚动试验阳性。网织红细胞增加(5%~20%),MCHC 增高。骨髓象:骨髓增生明显活跃,红系增生明显活跃,有核红细胞比例高达 0.3~0.6,粒系、巨核系增生未见明显异常。铁染色无异常。其他检查:①渗透脆性试验:HS 患者红细胞渗透脆性增加,多于 0.5%~0.7%

开始溶血,0.4% 完全溶血,或高于对照管 0.08% 以上也有诊断意义;或孵育渗透脆性增加,开始溶血较正常高 0.08% 以上也有诊断意义;②自溶试验(48 小时):溶血 >5.0%,孵育前加入葡萄糖或 ATP 可明显减少溶血;③酸化甘油溶血试验:阳性 150 秒内。特殊检测:红细胞膜蛋白电泳分析,HS 的分子病变:①锚蛋白缺乏;②带 3 蛋白缺乏;③血影蛋白缺乏;④4.2 蛋白缺乏。

诊断本病需要除外获得性球形红细胞增多的疾病,例如自身免疫性溶血性贫血、新生儿溶血性黄疸等。

(张建富　王蓉,邮箱:zx230889zx@163.com)

69. 红细胞变形记

【案例经过】

患者,女,35 岁。体检:皮肤黏膜黄染,肝肋下未及,脾肋下两指。血常规:白细胞计数 8.5×10^9/L,红细胞计数 3.7×10^{12}/L,血红蛋白浓度 100.0g/L,血小板计数 258.0×10^9/L,网织红细胞 80%,MCV 86.9fl,MCH 29.9pg,MCHC 0.3g/L。Coombs(−)。细胞形态学检查:血片:红细胞大小不一,易见椭圆形红细胞,高达 49.0%,该细胞呈椭圆形、棒形或腊肠形,中央淡染区消失;骨髓象:增生活跃,红系增生明显活跃(图 69-1),幼稚红细胞形态大致正常,成熟红细胞大小不一,易见椭圆形红细胞和嗜多色性红细胞(图 69-2),粒系、巨核系未见明显异常。骨髓铁染色:外铁(+),内铁阳性率为 48.0%。临床诊断:遗传性椭圆红细胞增多症。

【形态学检验图谱】

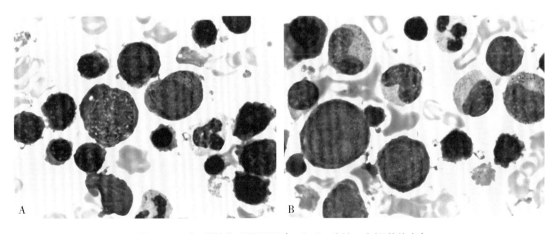

图 69-1　红系增生明显活跃(A 和 B,瑞特 - 吉姆萨染色)

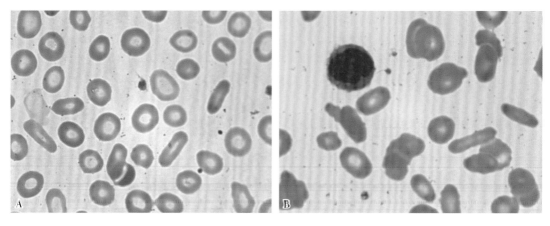

图 69-2　阅片可见椭圆形红细胞（A 和 B,瑞特 - 吉姆萨染色）

【分析与体会】

　　遗传性椭圆形红细胞增多症（hereditary elliptocytosis,HE）是一组由于红细胞膜蛋白分子异常而引起的异质性家族性溶血病。根据不同的临床表现和分子病变,可将 HE 分成四类:①普通型 HE;②遗传性热变性异形红细胞增多症;③球形细胞性 HE;④口形细胞性 HE。不同类型的 HE 的临床表现和血液学改变相差很大。

　　外周血涂片:椭圆形红细胞比例增高,常大于 25.0%,呈椭圆形、卵圆形、棒状或腊肠形,红细胞硬度增加,中心淡染区消失,部分病例还可见到异形细胞和红细胞碎片。骨髓象:红系增生明显活跃,其他无明显特征性改变。其他检查:红细胞渗透脆性试验,部分普通型患者渗透脆性正常,其他亚型红细胞渗透脆性、孵育后和自身溶血试验均阳性。特殊检查:红细胞膜蛋白电泳分析,膜收缩蛋白分析可发现 HE 患者 D- 二聚体明显增加;患者和家族成员可见到红细胞膜分子基因异常。

（张建富　王蓉,邮箱:zx230889zx@163.com）

70. 睡眠后尿液为何成了酱油色

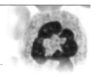

【案例经过】

　　患者,女,25 岁。主诉:因反复血尿 10 个月入院。体检:贫血貌,皮肤黏膜稍黄染,无皮下出血,浅表淋巴结不大,肝脾肋下未及。血常规:白细胞计数 5.6 × 10⁹/L,血红蛋白 92.0g/L,血小板计数 164.0 × 10⁹/L,网织红细胞 10%,MCV 108.0fl,MCHC 324.0g/L。尿常规:清晨尿色呈酱油或咖啡色。隐血(+++),蛋白(++),尿红细胞(+++)。肝功能:TBIL 43.5μmol/L,DBIL 16.0μmol/L,IBIL 27.5μmol/L,GLO 22.8g/L。溶血试验:糖溶血试验、酸溶血试验阳性,热溶血试验阴性。Coombs 试验阴性。细胞形态学特点:骨髓增生明显活跃,红系增生明显活跃(图

70-1),以中晚幼红为主,可见核异形、核分裂、核浓染、核固缩,多见嗜多色性红细胞,粒系、巨核系未见异常。主要依据溶血实验结果和红细胞、中性粒细胞 CD55、CD59 表达降低,临床诊断:该患者为阵发性睡眠性血红蛋白尿症(PNH)。

【形态学检验图谱】

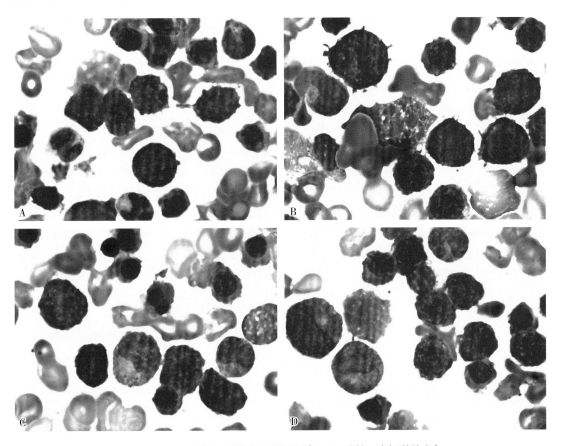

图 70-1　骨髓象红系增生明显活跃(A~D,瑞特 - 吉姆萨染色)

【分析与体会】

　　阵发性睡眠性血红蛋白尿症(paroxysmal nocturnal hemoglobinuria,PNH)是一种获得性造血干细胞克隆缺陷性疾病,由于红细胞膜有缺陷,红细胞对激活补体异常敏感而发生溶血症状。临床表现与睡眠有关、间歇发作的慢性血管内溶血和血红蛋白尿,可伴有全血细胞减少或反复血栓形成。细胞形态学:血象:中至重度贫血,Hb 常低于 60.0g/L,若血红蛋白尿频繁发作,尿铁丢失过多,可呈小细胞低色素性贫血,合并血管内血栓形成时,血片中可见红细胞碎片,粒细胞通常减少,血小板中度减少,约 50% 有全血细胞减少;骨髓象:约 50% 以上患者表现为三系细胞均增生活跃,尤以幼红细胞为甚。不同患者或同一患者的不同时期内,增生程度可有差异,有时呈增生低下或再生障碍。实验室检查:主要有酸溶血试验(Ham 实验)阳性,蔗糖溶血试验阳性,流式细胞术测 CD55、CD59,外周血红细胞、淋巴细胞、粒细胞、单核细胞的细胞膜上 CD55 和 CD59 表达下降。

【张建富副主任技师点评】

国外一般用糖水试验作初筛试验,以酸化血清溶血试验(Ham试验)为确诊试验。为提高试验可信度,要重视试验方法的标准化。本病的多种血细胞通过糖肌醇磷脂(GPI)连接在膜上的一些蛋白质(包括CD55、CD59)。近年来,流式细胞术被广泛应用,可以直接定量测定缺乏某种GPI连接蛋白的细胞,这种方法可以视为敏感、特异的PNH诊断方法。当CD55⁻或CD59⁻细胞占3.0%~5.0%即可检出。CD59⁻检测尤为可靠,CD59⁻红细胞所占比例较CD55⁻红细胞高,用CD59单抗检查PNH很少漏诊。在PNH的发展过程中,首先可查出受累及的细胞是粒细胞,其次为单核细胞和红细胞,最后为淋巴细胞。因此,粒细胞CD59的检测对PNH有早期诊断价值。另外,异常中性粒细胞的数量受输血影响较少。淋巴细胞的GPI,出现较其他细胞晚,但持续时间长,甚至在PNH缓解后,外周血粒、红细胞的PNH克隆消失后,淋巴细胞的PNH克隆仍可维持数年。测定淋巴细胞CD59可作为回顾诊断。由于,PNH异常细胞起源于造血干细胞,当外周血尚无CD59⁻细胞时,骨髓中可检测出CD59⁻细胞,因此,在早期检测骨髓细胞比外周血细胞更有意义。最近发现,嗜水气单胞菌可产生一种毒素,称aerlysin,能结合GPI,在细胞膜上形成通道,从而将正常细胞溶解,而PNH患者缺乏GPI,因而不受影响,即溶血者为正常,不溶血者为PNH患者。再障与PNH在发病机制和临床上密切相关,因而再障-PNH综合征较常见。再障-PNH综合征的为PNH,或PNH转化为再障,或兼有两病特征者,均属再障-PNH综合征。根据两病发生先后,分为四种:①再障到PNH;②PNH到再障;③PNH伴有再障特征;④再障伴有PNH特征。

(张建富　王蓉,邮箱:zx230889zx@163.com)

71. 复杂血片背后的故事

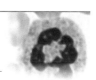

【案例经过】

患者,女,67岁。主诉:因头晕、乏力1周入院。体检:贫血貌,皮肤、巩膜无黄染,浅表淋巴结未触及,肝脾肋下未及。血常规:白细胞计数5.5×10⁹/L,红细胞计数2.0×10¹²/L,血红蛋白浓度54.0g/L,血小板计数255.0×10⁹/L,MCV 85.9fl,MCH 26.8pg,MCHC 0.3g/L,网织红细胞10%;肝功能:TBIL 44.2μmol/L,DBIL 39.8μmol/L,PA 225.9mg/L;Coombs试验:直接阳性,间接阴性;G-6-PD活性正常,尿含铁血黄素试验(+);流式检测CD55和CD59未见异常。外周血涂片:成熟红细胞大小不一,部分细胞中央淡染区扩大,可见靶形、口型等不规则形红细胞,嗜多色性细胞未见。骨髓象:增生明显活跃,红系增生明显活跃,以中晚幼红为主(图71-1),可见巨幼样变、H-J小体、核分裂现象,成熟红细胞同血涂片,粒系、巨核系增生正常;铁染色:外铁(+),内铁55.0%。临床诊断:自身免疫性溶血性贫血(温抗体型),并予以治疗。

【形态学检验图谱】

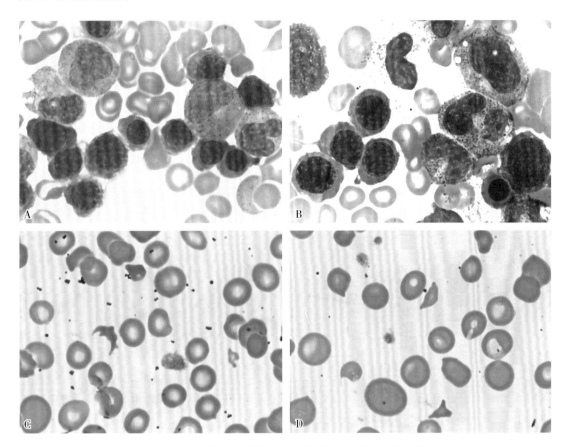

图 71-1　骨髓象中红系比例增高,有核红细胞可见核形态异常(A~D)

【分析与体会】

　　温抗体型自身免疫性溶血性贫血(warm autoimmune hemolytic anemia,WAIHA)为 AIHA 最常见的一种类型,主要由 IgG 抗体,少数由 IgM 抗体介导,它们为不完全抗体,最适反应温度为 37℃。WAIHA 中绝大多数溶血为通过脾巨噬细胞发生的血管外溶血。血管内溶血极少见。原因不明的原发性 WAIHA 占 39.7%~58.7%,女性居多。继发 WAIHA 的病因有:①感染,特别是病毒感染;②结缔组织病,如 SLE;③淋巴增殖性疾病,如慢性淋巴细胞白血病、淋巴瘤、多发性骨髓瘤等;④药物,如青霉素、头孢菌素、甲多巴等。临床表现:皮肤黏膜苍白、黄疸,50% 以上患者有中度脾大,1/3 有中度肝大。急性型多发生于小儿病毒感染者,偶见于成人,起病急骤,伴有寒战、高热、腰背痛、呕吐,严重时有休克、昏迷。血象:易见嗜多色性红细胞、有核红细胞、球形红细胞、口形红细胞及其他异形红细胞,WAIHA 中的球形红细胞比 HS 中更具异质性。白细胞计数一般正常,溶血发作时可见白细胞数增加,若存在免疫性白细胞的破坏增加则可见白细胞减少。血小板常正常或者轻度下降,若 WAIHA 伴发严重的血小板减少,则被称为 Evans 综合征。骨髓象:骨髓象检查对 WAIHA 的诊断并不必要,骨髓可显示红系增生,可见吞噬细胞对红细胞吞噬现象。若患者接触与骨髓抑制相关病毒感染,则伴发威胁生命的再障危象。Evans 综合征的患者骨髓中巨核系增生明显活跃伴成熟障碍。

抗人球蛋白试验(Coombs 试验)是本病重要诊断方法,Coombs 直接试验阳性,间接试验阴性或阳性。

(张建富　王蓉,邮箱:zx230889zx@163.com)

72. 妊娠 3 个月——不幸患上了 Evans 综合征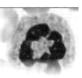

【案例经过】

患者,女,28 岁。主诉:妊娠呕吐伴头晕、乏力 3 个月,加重 1 周。简史:患者 3 个月前因妊娠恶心、呕吐,进食差,近 1 周来头晕、乏力加重,以"贫血待查"入院治疗。查体:脉搏 96 次 / 分,呼吸 20 次 / 分,血压 90/60mmHg。面色苍白,全身皮肤无黄染,浅表淋巴结未触及、黏膜无出血,肝脾未触及,双下肢无水肿和出血点。血常规:RBC 1.4×10^{12}/L,Hb 55.0g/L,WBC 5.7×10^9/L,PLT 8.0×10^9/L,Ret 20.9%,尿常规正常,SF 32.8μmol/L,LDH 522.0U/L,TBIL 79.9μmol/L,α-HBDH 454.0U/L,DBIL 18.4μmol/L,直接 Coombs 试验阳性。患者骨髓和外周血涂片见图 72-1~ 图 72-5。最终诊断 Evans 综合征。

【形态学检验图谱】

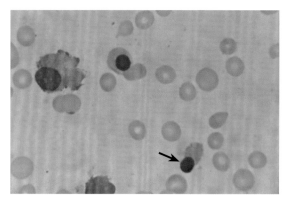

图 72-1　患者骨髓涂片,晚幼红细胞脱核障碍(1000×,瑞特 - 吉姆萨染色)

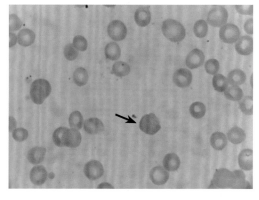

图 72-2　患者骨髓涂片,1 个嗜碱性红细胞(1000×,瑞特 - 吉姆萨染色)

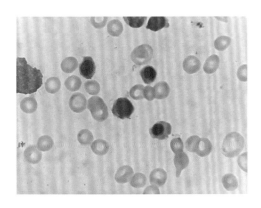

图72-3　患者骨髓涂片,1个泪滴形红细胞(1000×,瑞特-吉姆萨染色)

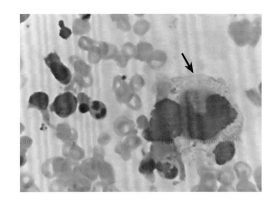

图72-4　患者骨髓涂片,1个颗粒缺乏的颗粒巨核细胞(1000×,瑞特-吉姆萨染色)

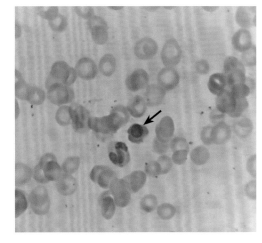

图72-5　患者外周血涂片,1个晚幼红细胞(1000×,瑞特-吉姆萨染色)

【分析与体会】

　　Evans综合征,又称自身免疫性溶血性贫血(AIHA)伴免疫性血小板减少性紫癜(ITP)是一种临床较少见的免疫性血液病。它具有AIHA和ITP的共同特征,国内发生率约占AIHA中的17.8%~23.0%,女性多于男性(3.3∶1),机体既产生抗自身红细胞抗体,又产生抗自身血小板抗体,进而同时出现溶血性贫血和血小板减少。Evans综合征可继发于系统性红斑狼疮、桥本甲状腺炎、类风湿关节炎、硬皮病、皮肌炎、妊娠等。本病继发于妊娠,其主要表现可有发热、腰疼、皮肤紫癜、黄疸及贫血、血小板减少、总胆红素增高、Coombs试验阳性。骨髓象:骨髓有核红细胞增生明显活跃,粒红比例倒置,红系增生明显活跃,以中、晚幼红细胞增生为主,可见双核及分裂象,晚幼红可见脱核障碍(图72-1),可见较多嗜碱性及泪滴状红细胞(图72-2,图72-3)。未见明显红细胞碎片,巨核细胞数量增多,以幼稚巨核增生为主,细胞质中颗粒缺乏(图72-4)嗜碱性较强。外周血中可见幼红细胞(图72-5)。本病应与血栓性血小板减少性紫癜(TTP),溶血性尿毒综合征(HUS),弥散性血管内凝血(DIC)等微血管病性溶血性贫血(MHA)相鉴别。MHA是指在微血管病变基础上,主要由于机械性因素使红细胞在微血管内碎裂,导致溶血性贫血。血象:出现盔形、三角形、针刺形、半月形、球形等碎片红细胞和其他红细胞为特征改变,并常伴有血小板减少。对此两种疾病的鉴别诊断,红细胞形态学改变非常重要。

(宋国良,邮箱:qthsgl@126.com)

73. 红细胞减少,是真是假

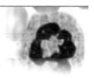

【案例经过】

　　笔者在审核血常规时发现:一患者的血红蛋白为 104.0g/L,而红细胞数却只有 1.0×10^{12}/L,两者完全不成比例,LH750 全自动血常规仪提示红细胞凝集。为确保结果的准确性,笔者挑出该标本准备推片时又发现 EDTA-K2 的抗凝管壁上附着了大量肉眼可见的凝集样小颗粒,在显微镜下可见大量红细胞聚成一团(图 73-1),因为当时天气较冷,怀疑此现象是由冷凝集造成。然而,笔者将标本放置在 37℃水浴 30 分钟后重新检测,血红蛋白为 108.0g/L,红细胞数为 3.5×10^{12}/L(表 73-1,图 73-2)。与医生联系后得知患者为一名 9 岁的学生,因发热,咳嗽数天就诊,诊断为肺部感染。

表 73-1　患者血常规主要项目变化情况

项目名称	WBC (10^9/L)	N (10^9/L)	L (10^9/L)	RBC (10^{12}/L)	Hb (g/L)	PLT (10^9/L)	Hct (g/L)	MCH (pg)
温浴前	5.4	3.7	1.7	1.0	104.0	348.0	19.0	107.0
37℃ 30 min	7.0	3.9	1.8	3.5	108.0	330.0	32.0	31.0

【形态学检验图谱】

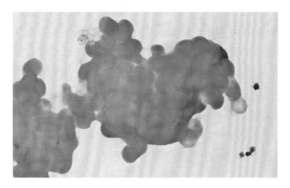

图 73-1　未温浴外周血图片

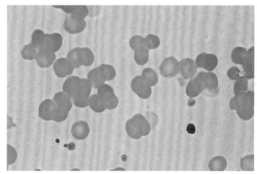

图 73-2　温浴 37℃ 30 分钟后外周血图片

【分析与体会】

冷凝集是血液检查中常见的一种现象,冷凝集素属于自身抗体的一种。这种自身抗体在温度较低时,能够与红细胞表面抗原发生反应引起凝集,这种凝集是可逆性的,凝集后可以堵塞微血管,引起循环障碍,在临床上可表现为血管末端发绀等,严重者可以导致自身溶血的发生。正常人在体内有一定冷凝素抗体,但是滴度较低,正常情况下不会导致不良反应;但是当机体处于感染等病理情况时,机体内的冷凝集素含量增加,可以引起凝集反应,导致机体出现一系列病理改变,严重者可引起自身溶血反应。常见的疾病有支原体肺炎、EB 病毒感染及某些肿瘤等。

在不同温度下,对冷凝集血样进行血常规检查,其结果不尽相同,这是因为血细胞分析仪技术以电阻抗法为主,光散射法为辅。当红细胞发生凝集后,其通过血细胞计数仪的微孔较难,很难通过,即便能够通过,其也会使机器将聚集的红细胞认为是一个红细胞而对其计数产生影响。另外,冷凝集素除对红细胞有作用外,也可凝集淋巴细胞、单核细胞、中性粒细胞、巨噬细胞和血小板,使白细胞和血小板的计数结果也假性减低。但由于血细胞计数仪在进行血常规检测时,是在两个通道进行的,其中白细胞是经过溶解后的红细胞后从另外一个通道进行检查,而血小板虽然与红细胞在同一通道,但是其体积较小,因此,血液冷凝集对白细胞及血小板计数的影响较少。因此,我们日常工作中一定要认真仔细,碰到异常的结果要进行手工复查寻找原因。

(黄芸菲,邮箱:huangyunfei_420@163.com)

74. 火眼金睛——外周红细胞聚集导致假性红细胞减少

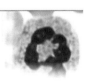

【案例经过】

患者,女,29 岁。主诉:近 3 天来咳嗽、咳痰、乏力、发热。临床诊断为支气管肺炎,予以抗生素治疗。检验科在血常规检查时发现:WBC 7.9×10^9/L,N 6.6×10^9/L,Hb 118.0g/L,RBC 1.7×10^{12}/L,PLT 167.0×10^9/L,HCT 28.3%,MCV 102.1fl,MCH 42.6pg,MCHC 417.0g/L;外周血涂片:红细胞大小均一,但成片状聚集(图 74-1),红细胞散在少见。考虑为红细胞聚集导致 RBC 减少和导致 MCV、MCH、MCHC 不正常;将标本放置 37℃水浴 15 分钟后,再次上机检测:WBC 7.9×10^9/L,N 6.6×10^9/L,Hb 118.0g/L,RBC 3.6×10^{12}/L,PLT 170.0×10^9/L,HCT 34.2%,MCV 94.8fl,MCH 30.1pg,MCHC 335.0g/L。经过 10 天治疗后,临床症状消失(图 74-2)。复查血常规:WBC 6.2×10^9/L,N 4.1×10^9/L,Hb 117.0g/L,RBC 3.8×10^{12}/L,PLT 210.0×10^9/L,HCT 35.4%,MCV 94.3fl,MCH 31.3pg,MCHC 331.0g/L 均正常。

【形态学检验图谱】

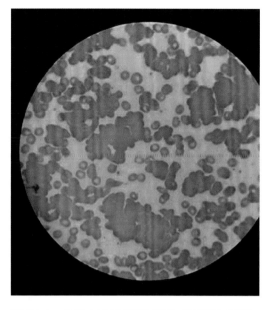

图 74-1　外周血涂片可见红细胞成片聚集(瑞特 - 吉姆萨染色)

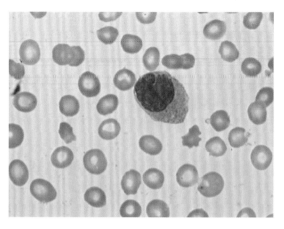

图 74-2　治疗后外周血涂片未见到红细胞聚集(瑞特 - 吉姆萨染色)

【分析与体会】

　　外周血红细胞聚集是一种罕见的现象,目前鲜有报道。病毒和其他微生物感染产生的免疫反应的副产物中就有冷凝集素,但正常人并不发生溶血。冷凝集素效价增高主要见于原发性冷凝集素综合征,其时效价可高达 1∶1000 以上;而轻度增高常见于非特异性炎症、间质性肺炎、自身免疫性疾病、多发性骨髓瘤、非霍奇金淋巴瘤等。冷凝集素大多数是 IgM 型抗体,少数是 IgG 型抗体。抗体反应的最适温度是 4℃,在 20℃以下时可以凝集自身的红细胞,加温至 30~37℃又会和红细胞分离。部分病例是特发性的,部分病例是继发于其他疾病或用药之后。冷凝集素有三种:一种是能凝集成年人红细胞(含 I 抗原),称为抗 I 冷型血凝集素,是由肺炎支原体感染所产生;第二种能凝集新生儿及脐带血的红细胞(含 i 抗原),称为抗 i 冷型血凝集素,是由传染性单核细胞增多症等感染所引起;第三种是能凝集 P 型人的红细胞,称为抗 P 冷型血凝集素,主要是由三期梅毒患者及其他病毒感染所产生,亦即是 L-D 抗体。

　　本文发现红细胞聚集时,血细胞仪参数也会发生显著变化。BC-6800 血液分析仪是利用库尔特原理检测红细胞体积,并进行红细胞计数。当多个红细胞聚集成团时,体积显著增大,因为超过红细胞的体积范围而不计数在内或多个细胞只计数一次,所以导致假性的红细胞数减少。随着红细胞聚集的程度增加而显著升高,MCV 最大达到了 102.0fl,明显超过了正常范围。

(刘洁,邮箱:2434375818@qq.com)

75. 献血者的无奈

【案例经过】

　　患者,男,49岁,无偿献血者。符合供血者健康检查标准,每年献血2次,共献血8次,但是所献血液多次出现溶血。为寻找溶血原因,对该献血者进行冷热溶血试验(Donath-Lansteines test,D-L试验)检测,结果呈阳性,诊断为阵发性冷性血红蛋白尿症(PCH)。该患者的骨髓检查结果见图75-1。

【形态学检验图谱】

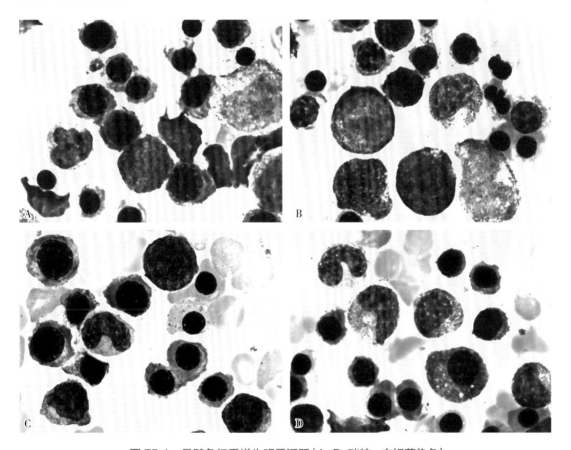

图 75-1　骨髓象红系增生明显活跃(A~D,瑞特-吉姆萨染色)

【分析与体会】

阵发性冷性血红蛋白尿(paroxysmal cold hemoglobinuria，PCH)患者血清中存在一种特殊的冷反应抗体，即(Donath-Lansteines antibody，D-L 抗体)，在 20℃以下(常为 0~4℃)与红细胞结合，同时吸附补体，但不溶血；当温度升至 37℃时，补体被激活，红细胞膜被破坏而发生急性血管内溶血。占 AIHA 中 2.5%，较少见，引起 PCH 的抗体是 D-L 抗体。国外尚无统一诊断标准，目前使用 1987 年上海第一届全国溶血性贫血专题学术会议拟定的诊断标准。临床表现.多数受寒后即有急性发作，表现为寒战、发热(体温可高达 40℃)，全身无力及腰背痛；随后出现血红蛋白尿，多数持续数小时，偶有几天者。实验室检查：①发作时贫血严重，进展迅速，外周血红细胞大小不一，可见畸形，例如球形红细胞、红细胞碎片、嗜碱性点彩红细胞及幼红细胞；②反复发作者有含铁血黄素尿；③冷热溶血试验阳性；④ DAT 为补体 C3 型阳性。诊断尚需排除 CAS、PNH、行军性血红蛋白尿、肌红蛋白尿症等。

【分析与体会】

根据有无原发病，PCH 有原发性和继发性之分。继发于病毒感染、梅毒、淋巴瘤等。PCH 占 AIHA 中 2.5%，较少见。一般不常规做冷热溶血素(D-L 抗体)检测，易漏诊。儿童于病毒感染后发病快又有血红蛋白尿，应高度警惕 PCH。PCH 为冷溶血素所致的 AIHA，抗体在低效价也能明显破坏红细胞，为经典的双向溶血素，在 0~4℃与红细胞结合，同时吸附补体，但不溶血。当温度升至 37℃时，补体激活，红细胞膜被破坏而发生急性血管内溶血。D-L 抗体为 IgG，但 IgG-DAT 很少阳性，因为在室温下抗体容易与红细胞分离。在冷环境下操作，抗 IgG-DAT 可阳性。

(张建富　王蓉，邮箱：zx230889zx@163.com)

76. 重度贫血的元凶——系统性红斑狼疮

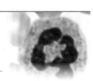

【案例经过】

患者，女，14 岁。主诉：不明原因发热、畏寒伴头痛恶心 3 天。体检：除贫血貌外，无其他异常发现。血常规：RBC 2.2×10^{12}/L，Hb 74.0g/L，MCV 100.2fl，MCH 38.1pg，MCHC 380.0g/L；SF 38.7μg/L(参考值：11.0~306.8μg/L)，FA 6.7ng/ml(参考值：15.9~71.1ng/ml)，维生素 B_{12} 596.0pg/ml(参考值：138~652pg/ml)；TBIL 34.8μmol/L，DBIL 12.6μmol/L，IBIL 22.2μmol/L。骨髓象：粒系增生尚活跃，以中幼粒以下阶段细胞增生为主，中性分叶核粒细胞比例稍偏低，各期细胞形态无殊；红系增生明显活跃，外铁阳性，内铁增加，以中、晚幼红细胞为主，幼红细胞形态无殊，成熟红细胞大小不等，片中可见嗜多色性红细胞和核分裂象，成熟红细胞中易见大红细胞、嗜多色性红细胞及 Howell-Jolly 小体(图 76-1~ 图 76-3)。间接抗人球蛋白试验：(++)，直接抗人球蛋白试验 IgG：(+++)，C3d：(+++)，IgG+C3d：(+++)；抗核抗体测定(ANA)1：320 阳性,抗双链 DNA 抗体 1∶10 弱阳性,抗组蛋白抗体阳性。临床诊断为系统性红斑狼疮伴溶血性贫血。

【形态学检验图谱】

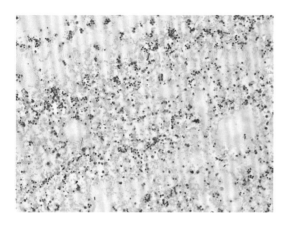

图 76-1　有核细胞增生活跃(骨髓涂片,瑞特 - 吉姆萨 100×)

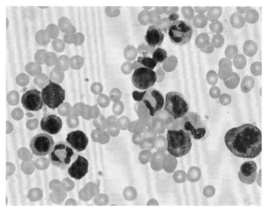

图 76-2　可见分裂象红细胞(骨髓涂片,瑞特 - 吉姆萨 1000×)

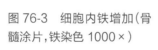

图 76-3　细胞内铁增加(骨髓涂片,铁染色 1000×)

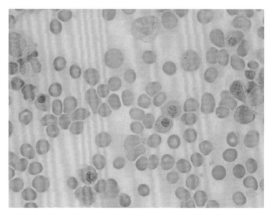

【分析与体会】

　　自身免疫性溶血性贫血是溶血性贫血的一种特殊类型,是由于人体免疫功能异常,免疫活性细胞失去了对自身红细胞的识别能力,产生红细胞自身抗体,细胞毒素反应使红细胞破坏。其病因可分为原发性与继发性两种,继发性自免溶贫可见于:①感染,如支原体肺炎、传染性单核细胞增多症等;②网状淋巴系统恶性增生,如多发性骨髓瘤、慢性淋巴细胞白血病、淋巴瘤等;③结缔组织病等。自身免疫性溶血性贫血按血清学分类可分温抗体型和冷抗体型。以 IgG,IgM 温抗体型多见,自身抗体可吸附于红细胞表面,或游离于血清中,通过直接和间接的 Coombs 试验测得。本例患者直接和间接抗人球蛋白试验均为阳性,支持溶血性贫血的初步诊断。

　　系统性红斑狼疮(SLE)是一种可累及全身多个系统的疾病,可侵犯全身各个脏器,最常累及血液系统[1],发病原因未明。在 SLE 患者体内有大量的自身抗体,免疫复合物附着血细胞,导致红细胞、白细胞和血小板的破坏[2]。一些细胞因子(白介素,肿瘤破坏因子等)也可通过抑制促红细胞生成素的生成,减少血细胞寿命等[3]。SLE 起病隐匿,无特异性,典型病例诊断较容易,但其症状是多种多样的;非典型病例也不少见,诊断上往往较困难[4],容易误诊。本例患者以急性溶血性贫血为首发症状明显,而 SLE 的其他症状却不明显。在患者的抗人球蛋白试验和抗核抗体检测均为阳性,再有针对 SLE 有特异的抗双链 DNA 抗体 1:10 弱阳性,可诊断为 SLE。因此,血液系统异常有可能是 SLE 的最初表现,在典型症状出现前出现外周血一系或两系甚至全血细胞减少,部分 SLE 患者在骨髓中反应性增生异常,表现为一系或二系的病态造血,易被误诊为血液系统疾病。在行骨髓片检查时排除骨髓增生异常综合征(MDS)和急性白血病等其他疾病。有文献报道,部分 SLE 患者外周血表现为全血细胞减少,并在骨髓中表现为一系或二系的病态造血,特别是中性粒细胞的假性 Pelger-Huet 畸形的形态学改变,极易误认为是 MDS 的一种病态造血的表现[5]。因此,对于有全血细胞减少的患者,应通过自身抗体等相关检查来排除结缔组织病,以免误诊。

【参考文献】

[1] 范文强,王文翔. 系统性红斑狼疮合并病态窦房结综合征 2 例. 新乡医学院学报,2010,27(2):160.

[2] Font J,Cervera J,Ramos-Casals M,et al. Clasters of clinical and features in systemic lupus erythematosus: analysis of 600 patients from a single center. Semin Arthritis Rheum,2004,33(4):217-230.

[3] Ziakas PD,Rortsias JG,Giannouli S,et al.Suspects in the tale of lupus-associated thrombocytopenia. Clin Exp Immunol,2006,145(1):71-80.

[4] 胡喜梅,樊志荣,周水阳,等. 系统性红斑狼疮血液学异常与临床特点. 中国实验血液学杂志,2004,12(2):170-173.

[5] 李劲高,胡皓,张华斌,等. 系统性红斑狼疮患者骨髓增生异常性改变. 广东医学,2009,30(10):1530-1531.

(黄芸菲,邮箱:huangyunfei_420@.163.com)

77. 红细胞增多症有诱发缺铁性脑卒中的可能

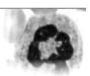

【案例经过】

患者,男,52 岁。主诉:说话含糊伴右侧肢体活动不利 13 小时。患者于 13 小时前突发言语不利,右侧肢体活动受限,不能持物,不能站立,收住我院神经内科。原有高血压病史 4 年。血常规:红细胞计数 6.9×10^{12}/L,血红蛋白 212.0g/L,血细胞比容 69.5%;颅脑 MRI:左侧额顶颞岛叶多发斑点状,小片状急性脑梗死;右侧额叶小缺血灶。

骨髓象:粒系增生活跃,NAP 积分 46 分,可见成熟红细胞叠加现象(图 77-1~ 图 77-4);*JAK2* 基因 V617F 突变型阴性;融合基因 *BCR-ABL1*(P210)阴性,*BCR-ABL1*(P230)阴性。诊断:

红细胞增多症,缺血性脑卒中。

患者入住神经内科后,经抗血小板聚集、抗动脉粥样硬化、降血压、活血和保护脑细胞等治疗;入院后血管B超提示左侧颈动脉斑块破裂伴血栓形成,予低分子肝素抗凝治疗,数日后仍出现言语不能,查头部CT提示脑出血,又予脱水降颅压等治疗后,复查CT提示出血扩大,转神经外科手术治疗。两周后,情况好转,转康复医院继续治疗。

此类病例在临床上较少发现,经查阅资料,真性红细胞增多症并发脑梗死和脑出血陆续有报道,继发性红细胞增多症引发脑梗死和脑出血报道并不多见,值得引起临床和检验人员重视。

【形态学检验图谱】

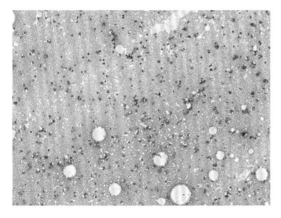

图 77-1　有核细胞增生活跃,涂片尾部成熟红细胞仍呈密集叠加状态(骨髓涂片,瑞特 - 吉姆萨染色 100×)

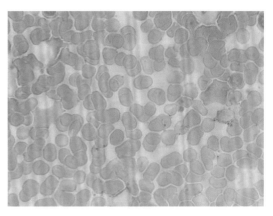

图 77-2　NAP 阳性率42%,积分46分,在正常参考值范围内(骨髓涂片,NAP 染色 1000×)

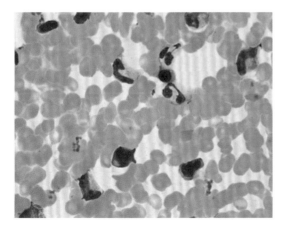

图 77-3　红系增生活跃,以中、晚幼粒为主,成熟红细胞叠加存在(骨髓涂片,瑞特 - 吉姆萨染色 1000×)

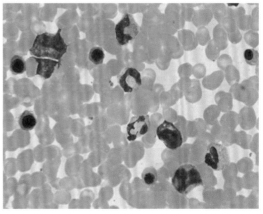

图 77-4　红系增生活跃,以中、晚幼粒为主,成熟红细胞叠加存在(骨髓涂片,瑞特 - 吉姆萨染色 1000×)

【分析与体会】

红细胞增多症是脑血管疾病的病因之一,以脑血管事件为首发症状入院的红细胞增多症也有少量报道,且以真性红细胞增多症(polycythemia vera,PV)为主,多见于中老年男性患者。随后又并发了脑出血。

继发性红细胞增多症主要是由于组织缺氧,致红细胞生成素的分泌代偿性增多;或由于发生可以产生红细胞生成素的良性或恶性肿瘤以及服用促使红细胞生成素产生增多的激素制剂,使红细胞过度代偿性增殖而引起 系列临床综合征,其发病机制非常复杂,是继发于多种疾病的反应性红细胞增生,发病的中间环节是红细胞生成素增多,与真性红细胞增多症不同(后者不增多)。

继发性红细胞增多症可分为组织缺氧及生理性红细胞生成素增多(如高山居住、慢性心肺疾患、HbM)、组织不缺氧及病理性红细胞生成素增多(如脑血管瘤、肝细胞瘤、肾脏疾病)。继发性红细胞增多症患者红细胞、血红蛋白、血细胞比容均增高;骨髓造血活跃、全血黏度增高、促红细胞生成素(EPO)释放增加、红细胞内2,3-DPG可增高。起病隐匿,其最常见的并发症为血栓形成或出血,血栓常见于四肢、肠系膜、脑及冠状血管。

肾脏可产生EPO是红细胞增多的可能原因。EPO是一种重要的红细胞生成的调节因素,可能是一种相对耐热的球蛋白,它直接作用于骨髓以加速干细胞向原红细胞转化,并促进幼红细胞成熟、脱核、释放。有临床研究证实,各种继发性红细胞增多症的发生大多与其异常升高有关[2]。继发性红细胞增多症的治疗主要是治疗原发病,根除原发病后红细胞增多现象可以自然痊愈[3]。患者如不重视,很可能出现严重的并发症后。

继发性红细胞增多症临床上较少见,临床应时刻警惕,提高认识,及时进行骨髓穿刺检查及基因检测。单从外周血及骨髓象形态特点无法将原发性红细胞增多症和继发性红细胞增多症区分开来,NAP积分可以辅助诊断(其在原发性红细胞增多症患者可增高),确诊还要综合分子生物学检查结果。初诊为真性红细胞增多症的患者,若红细胞生成素不增多或其他临床表现不符合,需考虑到继发性红细胞增多症的可能。骨髓增殖性疾病患者中 JAK2 基因 c.1849G>T(V617F)发生率非常高,约80%的PV,50%的ET和IMF患者含有该突变。进行 JAK2 基因 V617F 突变型、BCR-ABL1(P210)、BCR-ABL1(P230)检测是诊断继发性红细胞增多症的有效手段,可以从约95%的CML患者检测到Major型 BCR-ABL1 融合基因,结合形态学、细胞遗传学、FISH 检查结果及临床症状进行综合判断。多数继发性红细胞增多症患者 JAK2 基因 V617F 突变型阴性,BCR-ABL1(P210)阴性,BCR-ABL1(P230)阴性。

【谢服役主任技师点评】

促红细胞生成素分泌过多并不是继发性红细胞增多的唯一原因,其他造血物质的产生、肾脏附近压迫导致的缺氧、产生红细胞生成素的良性或恶性肿瘤、服用促使红细胞生成素产生增多的激素制剂都可能具有重要意义。继发性红细胞增多症临床上较少见,但是并发脑梗死和(或)脑出血后,预后不良,临床上应时刻警惕,提高认识,及时进行骨髓穿刺检查及基因检测,尽早治愈原发病。

【参考文献】

[1] 叶冬梅,瑞云.继发性红细胞增多症患者血清 P53 和 Bcl-2 蛋白表达水平及意义.内蒙古医学杂志,2011,43(3):265-267.

[2] Oymak O,Demiroglu H,Akpolat T,et al. Increased erythropoietin response to venesection in erythrocytosic renal transplant patients. Int Urol Nephrol,1995,27(2):223-227.

[3] 杨俊.继发性红细胞增多症 1 例[J].贵阳医学院学报,1999,4:433.

(汪丽,李静杰,邮箱:nbwangli2000@163.com)

78. 低投入,高回报:血片观察对多发性骨髓瘤的诊断意义

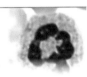

【案例经过】

有位老年患者,身体一直不错,4 个月前出现食欲缺乏,厌油腻,无其他特殊不适,外院诊断为大细胞性贫血,胃镜示慢性浅表性胃炎,治疗不详。近来体重减少 20kg 左右,症状加重,以食欲缺乏待查收入消化科。入院后以抑酸及能量支持治疗症状无好转。后发现外院检查叶酸、维生素 B$_{12}$ 明显升高,故建议骨髓穿刺。从血常规结果看是典型的巨幼贫的血象,为什么叶酸、维生素 B$_{12}$ 明显升高呢,血片中能发现点蛛丝马迹吗?于是行外周血涂片,片中见满视野缗钱状红细胞(图 78-1),此类细胞常见于纤维蛋白原以及球蛋白增高症如多发性骨髓瘤(MM)再看其他指标,纤维蛋白原正常,可以排除纤维蛋白原增高导致的聚集,总蛋白升高,白蛋白下降,高度怀疑 MM。最终行骨髓穿刺确诊为 MM,转入血液科,治疗好转后出院。

【形态学检验图谱】

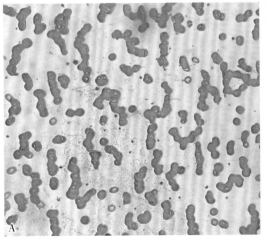
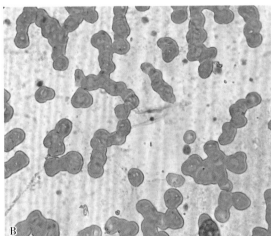

图 78-1 细胞形态图谱(A 和 B)

【分析与体会】

　　MM 多发于老年人,常见症状有贫血,高钙血症、肾功能损害,骨病以及异常蛋白过高导致的高黏滞综合征(如嗜睡,头痛等)。以骨病和高钙血症为主要表现的患者诊断起来较容易,但仅有嗜睡,背痛等非特异性症状时患者常会到其他科室就诊而延误了治疗。2014 年的一份报告显示 56% 患者在 6 个多月后才去血液科就诊。例如本例患者开始因食欲缺乏收入消化科,后因贫血原因不明行骨髓穿刺术,偶然情况下发现是 MM。血片观察作为一个简单快捷又经济的检查项目,而血片见缗钱状红细胞对分泌型 MM 诊断有一定的特异性,因此当临床遇到老年患者不明原因的贫血,肾功能损伤时,可以做个血片观察看看,或许能为进一步的诊断提供线索和依据。

(张静,邮箱:zj2006388@sina.com)

79. 红细胞的累赘——附红体病

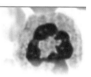

【案例经过】

　　患者,男,41 岁,有家禽密切接触史。主诉:反复发热 1 年余。血常规:Hb 90.0g/L,WBC 2.4×10^9/L,PLT 58.0×10^9/L;ANA 1∶320(+),ds-DNA1∶10(+),IgM、补体 C3 和 C4 下降;CRP 增高。行外周血涂片检查,发现附红细胞体,未见疟原虫(图 79-1)。

【形态学检验图谱】

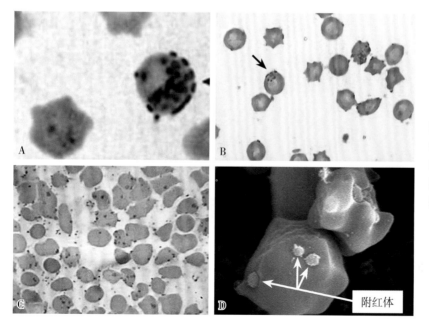

图 79-1　甲苯胺蓝染色(A);吉姆萨染色(B);瑞特 - 吉姆萨染色(C);附红体附着在红细胞表面(D,电镜)

【分析与体会】

附红细胞体病(eperythrozoonsis)简称附红体病,或称黄疸性贫血。本病是由附红细胞体(eperythrozoon)简称附红体,是由寄生在人畜红细胞表面、血浆和骨髓的立克次体而引起的一种人畜共患传染病。临床表现主要以发热、黄疸、贫血为主要症状。

病原体:附红细胞体立克氏体目,无形体科,血虫体属苯胺染色易着色,为革兰染色阴性,吉姆萨染色呈紫红色,瑞特 - 吉姆萨染色为监紫色。油镜下见附着在每个红细胞表面的附红体数一般为 7~8 个,也有的少到 1 个或多达 20 个以上,甚至红细胞表面布满虫体。

附红体不是一种高致病微生物,特征性临床症状不明显,难与有类似症状的疾病相区别,须经血涂片检出附红体,并结合流行病学、临床症状及其他实验室检查方法才能最后确诊。发病初期采血涂片,容易找出典型虫体。

附红体阳性判定标准为:在 1000 倍显微镜下观察 20 个视野,发现附红体者为阳性,未发现附红体者为阴性。阳性样本按附红体感染率的高低分为 4 个强度级,即“+”(<10%);“++”(10%~50%);“+++”(50%~75%);“++++”(>75%)。

综上所述,附红细胞体病是一种新发现的以动物感染为主、人类感染为辅的人兽共患病。人类对其认识还刚刚起步,广大群众和许多医务工作者对其还比较陌生,在病原分类、流行特征、致病机制、传播媒介及主要的生物学性状方面还有待于了解和研究。为此,当务之急是要加大病原的监测、诊治和检测力度,普及防治知识,对控制附红细胞体病的传播和流行将具有十分重要的意义。

(鹿群先,邮箱:545888962@qq.com)

80. “小小”血片观察解决“大”问题——疟原虫

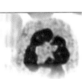

【案例经过】

患者,男,38 岁。主诉:发热 2 周。2 周前受凉后出现发热,热型无规律,体温多波动于 38~38.5℃,最高 40.5℃,发热前无畏寒、寒战,无咳嗽、咳痰,无腹痛、腹泻。有半年非洲务工史。查体:T 38.7℃,神志清,浅表淋巴结未及肿大,双肺呼吸音稍粗,心率 90 次 / 分。血常规:血红蛋白 122.0g/L,白细胞 3.1×10^9/L,血小板 44.0×10^9/L;CRP 130.0mg/L;生化:电解质 AST 64.0U/L,GGT 97.0U/L,K^+ 3.4mmol/L,其他检测基本正常。胸部 CT:两肺斑片状高密度影,局部肥厚。予抗感染、退热治疗,患者体温于使用糖皮质激素及解热镇痛剂后可降至正常,但 2~3 小时体温复升。腹部彩超示:脾脏轻度肿大。血片观察:查见疟原虫(图 80-1);骨髓象:①查见疟原虫;②反应性组织细胞增多症。

【形态学检验图谱】

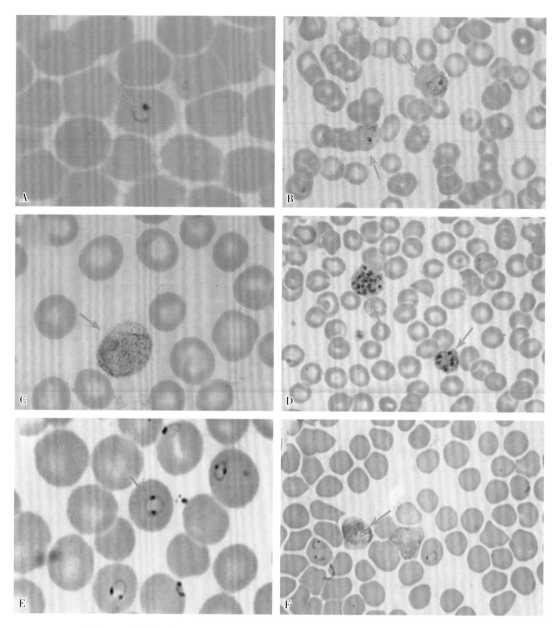

图 80-1　细胞形态图谱,环状体(A、E);滋养体(B);配子体(C、F);裂殖体(D)

【分析与体会】

　　寄生于人体的疟原虫有间日疟原虫、三日疟原虫、恶性疟原虫和卵形疟原虫 4 种,我国以间日疟最多见,卵形疟原虫罕见。骨髓和外周血涂片可以找到疟原虫的环状体、滋养体、裂殖体及配子体,是诊断疟疾的确诊依据。我国常见 3 种疟原虫鉴别见表 80-1。

表 80-1　薄血片上 3 种疟原虫形态的鉴别(瑞特 - 吉姆萨染色)

鉴别点		间日疟原虫	三日疟原虫	恶性疟原虫
被寄生红细胞原虫数		常为 1 个	1 个,很少 2 个	常 2 个以上
环状体		较大,常 1 个核	较小,仅有 1 个核	较小,1 个或 2 个核
大滋养体	大小	很大	较小	较小
	胞质	呈阿米巴状,变化大	坚实带状	致密卵圆形
	疟色素	黄棕色,短杆状,弥散分布	棕黑色,粗颗粒状,弥散分布	黑褐色,细沙状,聚集成团
裂殖体	大小	很大	较小	较小
	胞质	松散不规则	坚实较圆	坚实较圆
	裂殖子数目	12~24 个	6~12 个	8~36 个
	排列状况	不规则	花环状	不规则
	形状	圆形	圆形	半圆形,腊肠形
配子体	胞质	结实,深红色,位于一边	结实,深红色,位于一边	结实,深红色,位于中央
	疟色素	沿边分布	沿边分布	黑褐色,密集于中央

(鹿群先,邮箱:545888962@qq.com)

81. 头痛、头晕、精神异常——血栓性血小板减少性紫癜是元凶

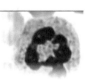

【案例经过】

　　患者,女,20 岁。主诉:头痛、头晕、呕吐 10 余天,近 5 小时来出现精神异常、抽搐、二便失禁。于 2005 年 2 月 1 日收入我院神经内科。体检:体温 38.5℃,脉搏 116 次 / 分,呼吸 30 次 / 分,血压 120/70mmHg。血象:白细胞计数 $18.1 \times 10^9/L$、血红蛋白 65.0g/L、红细胞计数 $1.3 \times 10^{12}/L$、血小板计数 $25.0 \times 10^9/L$。分类:中性分叶核粒细胞 60.0%,淋巴细胞 31.0%,单核细胞 6.0%,中晚幼粒 3.0%(图 81-1);分类 100 个白细胞可见 14 个中、晚幼红细胞(图 81-2),并可见点彩红细胞、畸形红细胞和红细胞碎片。网织红细胞 35.0%。脑脊液常规正常。细菌培养阴性,未查到抗酸杆菌,结核抗体阴性。尿常规:尿蛋白阴性,RBC 7 个 /ul。凝血时间测定:PT 13.6 秒,APTT 32 秒,TT 20 秒,Fg 4.2g/L。抗核抗体、抗 ds-DNA 和 Coombs 试验阴性。生化测定:TP 61.8g/L,ALB 40.2g/L,ALT 28.2U/L,LDH 542.5U/L,CERA 99.9μmmol/L,UERA 4.5mmol/L,K^+ 3.8mmol/L,Na^+ 142.8mmol/L,Cl^- 101.0mmol/L。骨髓象:有核细胞增生明显活跃,粒红比例 0.4：1,红系以中幼红细胞增生

为主,大部分幼红细胞体积偏小,胞质量少(图 81-3);成熟红细胞大小不均,可见 H-J 小体、卡 - 波环。血涂片:大量破碎红细胞(图 81-4),占 8.5%。巨核细胞明显增多,未见血小板生成巨核细胞,血小板数量减少,散在分布。诊断:血栓性血小板减少性紫癜(thrombotic thrombocytopenic purpura,TTP)。

【形态学检验图谱】

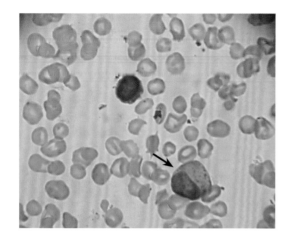

图 81-1　中性中幼粒细胞(外周血涂片)

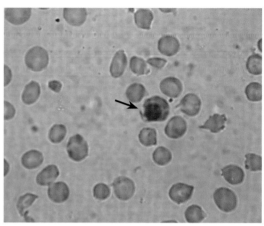

图 81-2　晚幼红细胞(外周血涂片)

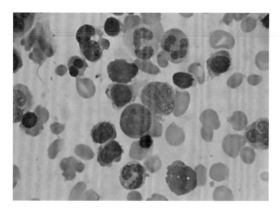

图 81-3　可见少量破碎红细胞(骨髓涂片,1000×,瑞特 - 吉姆萨染色)

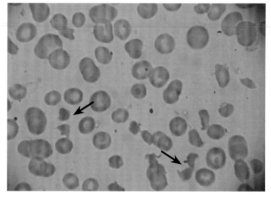

图 81-4　红细胞碎片及裂红细胞(外周血涂片)

【分析与体会】

　　患者女性,20 岁,发病时有发热、溶血性贫血、血小板减少,Coombs 试验阴性。骨髓中巨核细胞明显增多,未见血小板生成巨核细胞,血小板数量明显减少,网织红细胞明显增多。当时考虑免疫性血小板减少性紫癜伴自身免疫性贫血(Evans 综合征),后结合变化不定的精神症状及外周血涂片可见大量畸形红细胞及红细胞碎片,诊断为 TTP。

　　TTP 为一种少见的微血管病性血栓出血综合征(亦称 Moschcowitz 病)。患者以女性多见,临床特点为五联症:即微血管病性溶血性贫血(MAHA)、血小板减少性紫癜、一过性多变性神经症状、肾脏受累和发热。40%~73%有明显的五联症,74%~100%有前三项所谓的三联症,也有以 MAHA、血小板减少和发热为主的三联症。本患者除肾脏损害不明显外,其余四联症均出现。

也有学者提出,为早期诊断和降低病死率,如有血小板减少、红细胞碎片和乳酸脱氢酶升高即可诊断 TTP[1]。目前认为 TTP 的发生机制与血液循环出现超大血管性血友病因子多聚体(ULvWF),vWF 裂解酶(ADAMTS-13)的缺乏、广泛血管内皮细胞损伤,血浆中前列腺素浓度降低等多种因素相关。因此,为了争取最快最有效的方法(血浆置换)对患者进行治疗,及时快速的诊断及鉴别诊断非常重要。ADAMTS-13 活性减低(≤5%)对诊断 TTP 有重要价值,其敏感性为98.8%,特异性为98.7%,阴性预测值为93.3%,且对 TTP 与HUS 的鉴别也有价值。

【参考文献】

[1] Moake JL. Thrombotic microangiopathies. N Engl J Med, 2002, 347: 589-600.

(宋国良,邮箱:qthsgl@126.com)

82. 拔牙术后出血不止——病因竟是原发性血小板增多症

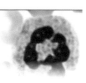

【案例经过】

患者,男,44 岁。主诉:拔牙后出血难止 1 天。1 天前在个体诊所拔除左侧上颌后牙,拔牙后创口出血,后给予患者术区创口缝合。回家后创口一直出血,自行用药治疗,效果欠佳,该患者 10 年前有心肌梗死病史。

体检:体温 37.1℃,脉搏 92 次 / 分,呼吸 20 次 / 分,血压 150/100mmHg,神清语利,心肺听诊无异常,腹软无包块,四肢活动自如。血常规:WBC 9.4×10^9/L,RBC 5.7×10^{12}/L,Hb 171.0g/L,HCT 52.6%,PLT 1180.0×10^9/L,MPV 8.7fl,PCT 1.0%,嗜碱性粒细胞 1.2%。外周血涂片(×1000,瑞特 - 吉姆萨染色)(图 82-1,图 82-2)。凝血四项:PT、APTT、TT、FIB均正常。骨髓象:有核细胞增生明显活跃,粒红比例正常,涂片巨核细胞数量极度增高,原、幼巨核细胞明显增多,可见大量血小板生成巨核细胞,血小板数量极度增高,以大堆集为主,(图 82-3~ 图 82-5)。*JAK2* 基因 V617F 突变阳性,*BCR-ABL* 融合基因阴性。B 超:脾厚4.9cm。

【形态学检验图谱】

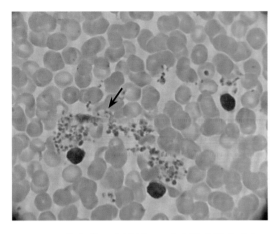

图 82-1　患者外周血涂片,可见大量成堆血小板,畸形血小板(×1000,瑞特-吉姆萨染色)

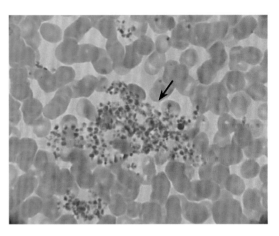

图 82-2　患者外周血涂片,大量成堆血小板(×1000,瑞特-吉姆萨染色)

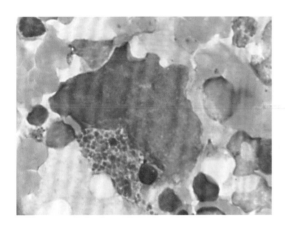

图 82-3　患者骨髓涂片,产板巨核细胞,左下方可见大量血小板(×1000,瑞特-吉姆萨染色)

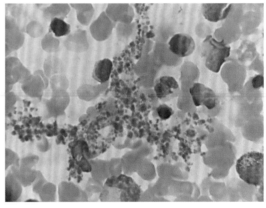

图 82-4　患者骨髓涂片,可见大量成堆血小板(×1000,瑞特-吉姆萨染色)

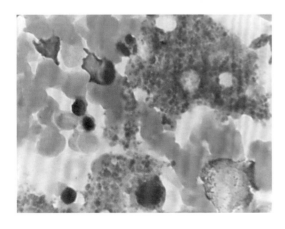

图 82-5　患者骨髓涂片,可见大量成堆血小板(×1000,瑞特-吉姆萨染色)

【分析与体会】

原发性血小板增多症(essential thrombocytosis,ET)。ET是一种主要累及巨核细胞系的克隆性骨髓增殖性疾病,以血小板持续增多、血栓形成和(或)出血及骨髓巨核细胞系统增生为特征。本病起病缓慢,多见于40岁以上的中老年人,出血和血栓形成是本病最常见临床表现。脾脏肿大约占80%,是诊断本病的主要依据之一。该病骨髓增生明显活跃或活跃,以巨核枝增大,胞质丰富;核浆发育不平衡,颗粒稀缺,核分叶过多,血小板生成增多,部分巨核细胞呈明显退化性变,裸核巨核细胞增多;红系增生,一般成熟正常,若明显增生应与真性红细胞增多症相区别;粒系明显增生,有时伴代偿性核左移。外周血出现少量嗜酸、嗜碱性粒细胞,此时应检查Ph染色体及*BCR-ABL*融合基因以除外慢性粒细胞白血病(CML)。*JAK2*基因V617F突变阳性,是诊断原发性血小板增多症的分子基因依据。至于诊断标准,各家报道不一。国内标准血小板计数 >1000 × 10⁹/L;真性红细胞增多症研究组(PVSG),血小板计数的诊断条件为 >600 × 10⁹/L;WHO于2001年的标准,血小板计数为 >600 × 10⁹/L,对于血小板计数 >600 × 10⁹/L 而 <1000 × 10⁹/L 的患者,我们要结合临床表现、实验室检查及相关检查,做出正确诊断,及早治疗。对于临床症状不典型或临床症状典型,血小板 <600 × 10⁹/L时,应做追踪观察,最后以明确诊断。

(宋国良,邮箱:qthsgl@126.com)

83. 酒精——想说爱你不容易

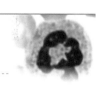

【案例经过】

患者,男,27岁。主诉:酒后呕血、便血入院。血常规示:白细胞计数 5.4 × 10⁹/L,中性粒细胞计数 4.2 × 10⁹/L,血红蛋白浓度 126.0g/L,红细胞 4.2 × 10¹²/L,血小板计数 20.0 × 10⁹/L。外周血涂片:有核细胞分类未见异常,血小板单个少见(图83-1),建议复查,必要时行骨髓穿刺术。次日复查血常规示血小板计数 4.0 × 10⁹/L。骨髓细胞学:两张骨髓片未见巨核细胞提示,巨核细胞功能差(图83-2~图83-4)。经激素治疗5天血小板开始升高,经20天治疗后血小板近 100.0 × 10⁹/L 出院,门诊随访治疗。

【形态学检验图谱】

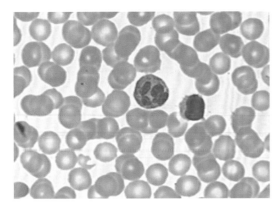

图 83-1 外周血涂片偶见血小板(瑞特 - 吉姆萨染色)

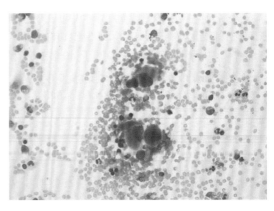

图 83-2 骨髓涂片低倍镜观察(瑞特 - 吉姆萨染色)

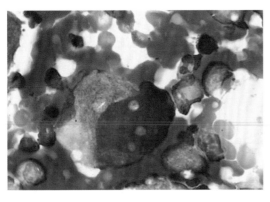

图 83-3 骨髓涂片油镜观察颗粒巨核细胞(未见幼核)(瑞特 - 吉姆萨染色)

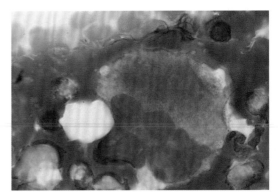

图 83-4 骨髓涂片见颗粒巨核细胞(瑞特 - 吉姆萨染色)

【分析与体会】

血小板减少主要有以下几个原因:①血小板生成减少或无效死亡:包括遗传性和获得性两种。获得性血小板生成减少是由于某些因素如药物、恶性肿瘤、感染、电离辐射等损伤造血干细胞或影响其在骨髓中增殖所致,这些因素可影响多个造血系统常伴有不同程度贫血、白细胞减少,骨髓巨核细胞明显减少;②血小板破坏过多:包括先天性和获得性两种,获得性血小板破坏过多包括免疫性和非免疫性,免疫性血小板破坏过多常见的有特发性血小板减少性紫癜和药物性血小板减少,非免疫性血小板破坏过多包括感染、弥散性血管内凝血、血栓性血小板减少性紫癜等;③血小板在脾内滞留过多:最常见于脾功能亢进。

本例患者年轻男性,既往无特殊病史,1 个月前体检血小板正常,本次因大量饮酒后,出现消化道出血入院,血常规血小板进行性下降,骨髓涂片示两张骨髓片未见巨核细胞,巨核细胞功能差。最终诊断为特发性血小板减少。

药物性血小板减少症:可分为直接破坏血小板、骨髓抑制型和免疫性血小板减少,药物可能造成骨髓抑制,如烷化剂、氯霉素、抗代谢药、噻嗪类利尿剂、乙醇等。阿司匹林、吲哚美辛等解热镇痛药,青霉素、头孢菌素、磺胺、利福平等抗菌药物及肝素、卡马西平、苯妥英钠、丙戊酸钠等药物,可引起免疫性血小板破坏,使血小板减少。通常起病较急,出血较重,但停药后出血症状大多很快消失,而且激素治疗往往起效较快。

(刘洁,邮箱:2434375818@qq.com)

84. 妊娠期的喜与悲

【案例经过】

妊娠妇女,37 岁。主诉:恶心、呕吐伴孕 37^{+1} 双胎。血常规:白细胞计数 7.3×10^9/L,中性粒细胞计数 5.0×10^9/L,血红蛋白 136.0g/L,红细胞 3.9×10^{12}/L,血小板计数 83.0×10^9/L;外周血涂片:有核细胞分类未见异常,血小板少见(图 84-1,图 84-2),作动态观察。第 2 日复查血小板计数 74.0×10^9/L,经 7 天止呕和补充营养疗法后,测血小板 106.0×10^9/L,诊断:妊娠期血小板减少。对该妊娠妇女进行门诊随访,动态观察血小板计数,直至该妊娠妇女分娩 1 个月后检验血小板恢复正常。

【形态学检验图谱】

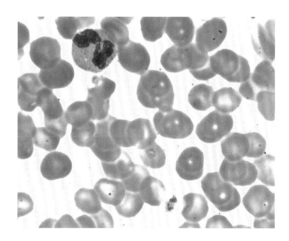

图 84-1 外周血涂片血小板减少(瑞特 - 吉姆萨染色)

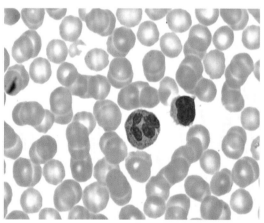

图 84-2 外周血涂片血小板减少(瑞特 - 吉姆萨染色)

【分析与体会】

妊娠期血小板减少症被定义为血小板计数 $<150 \times 10^9$/L,发病率占孕期妇女的 4%~7%。约 1% 的孕期妇女的血小板数 $<100 \times 10^9$/L。妊娠期血小板减少症是一个排除性诊断,必须

先排除诸如妊娠期高血压疾病或免疫性疾病等导致的继发性血小板减少症。根据美国妇产科学院(1999),妊娠期血小板减少症有下列特征:①血小板减少症较轻,血小板计数通常仍高于 $70 \times 10^9/L$;②妊娠妇女无症状、无出血史,血小板减少通常在常规产前筛查中被发现;③妊娠前无血小板减少症病史(不包括前次妊娠);④血小板计数通常在分娩后 2~12 周内恢复正常;⑤胎儿或新生儿发生妊娠期血小板减少症的风险极低。

但由于妊娠期体内激素水平和免疫环境的变化以及妊娠期特有的并发症使得由免疫破坏机制和"消耗"机制所造成的血小板减少的情况明显增多,妊娠前血小板计数正常,妊娠中出现血小板减少可能是一个生理性过程。正常妊娠中会出现一个血小板计数的生理性下降过程,一些妊娠妇女的血小板会降至正常范围以下,被称为"妊娠性血小板减少症",血小板计数通常不会低于 $70 \times 10^9/L$,但有时也会出现严重的血小板减少,对糖皮质激素治疗无反应而在产后得到缓解。

妊娠中出现的血小板减少也可能是某些妊娠所特有的或妊娠易患的严重病症的表现之一,如先兆子痫、HELLP 综合征、血栓性血小板减少性紫癜、溶血性尿毒症综合征、妊娠期急性脂肪肝、弥散性血管内凝血等。而血小板减少可能是最先出现的表现之一,早期明确其发生机制而进一步进行包括血浆置换、输注新鲜血浆、终止妊娠甚至切除子宫等干预措施往往关系到孕产妇的生命安全。

(刘洁,邮箱:2434375818@qq.com)

85. 切勿被患者牵着鼻子走

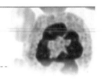

【案例经过】

一次夜班,窗口来了一对母子,母亲是来做血常规的。等我把所有准备工作做好,刚想采血,一旁的患者家属大声说道:"医生,等等,你应该用蓝色管子抽血!"我着实被吓了一跳,还有这种事?我问:"为什么?"他说:"我妈妈用你这种管子(紫色)结果是不准的!别的医院医生说要用蓝色的。"我马上意识到,这位患者可能是 EDTA 依赖性血小板减少。我想临床检验的同志都会有碰到这种情况,需要再次采血并采取一定措施才能确认。我同患者家属讲我还是用紫色管抽血,并马上做,就能得到较准确的结果,因为在这方面我查过不少文献,自己也分析过,所以我很自信。没想到这位患者家属坚决不同意(也许以前在这事上走过弯路,吃过苦头),一定要我使用蓝色管。考虑到 ICSH 只建议使用 EDTA 抗凝剂用于全血细胞计数,因为它对血细胞形态影响小,我不停与患者家属沟通,希望他们能接受我的建议。经过我的努力,患者家属皱起眉头说,你要这样抽就这样抽吧。我能明显感觉到,如果结果有问题,这事肯定没完。我还是自信地拿着紫色 EDTA-K$_2$ 真空管给患者抽好血,摇匀,然后马上手动上机检测。结果出来了,报告交给他们,清晰写着"血小板 195.0 × 10^9/L",没有他们曾经认为会低到"每微升四、五万"的情况。患者及家属很满意,估计内心很矛盾,相信他们对于本人的执著和耐心地解释印象深刻。他们走后,也到我该下班的时间,但是我的大脑还在思考,我应该监测下该患者血小板随时间下降的程度,让我今后更加自信的处理类似情况。于是,我每过一段时间通过原来的仪器(急诊检验有两台相同仪器)检测一遍,再涂一张片子,染色观察(图85-1~图85-4)。表85-1是我记录的仪器测定血小板结果。

表 85-1　不同时间点血小板结果

次序	时间	PLT 结果(10⁹/L)
首次	7:30AM	195
第2次	8:00AM	118
第3次	8:30AM	102
第4次	9:30AM	90
第5次	10:30AM	61

【形态学检验图谱】

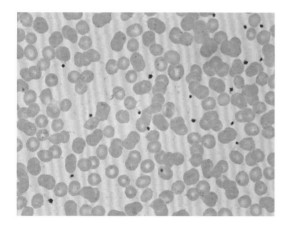

图 85-1　外周血首次涂片,未见血小板明显聚集(刘氏快速染色,×1000)

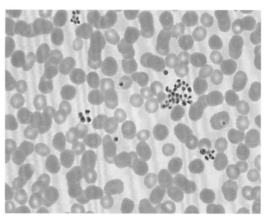

图 85-2　外周血第2次涂片,可见血小板明显聚集,并随时间程度加剧(刘氏快速染色,×1000)

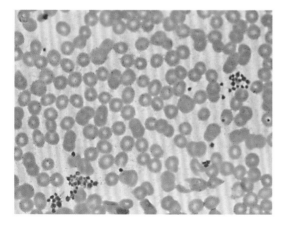

图 85-3　外周血第3次涂片,可见血小板明显聚集,并随时间程度加剧(刘氏快速染色,×1000)

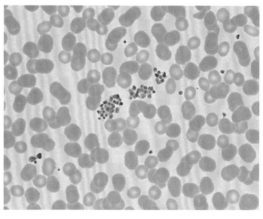

图 85-4　外周血第5次涂片,可见血小板明显聚集,并随时间程度加剧(刘氏快速染色,×1000)

【分析与体会】

血液标本的检验离不开抗凝剂的使用,而抗凝剂作为体外加进去的成分又有其局限性,在不同程度上影响或干扰了结果的正确测定,这都让我们更加重视分析前的质量控制。采血管有国际通用标准,就拿本文涉及的两种真空采血管来讲,紫色管为添加 EDTA-K$_3$ 或 EDTA-K$_2$ 成分,用于全血细胞计数及糖化血红蛋白测定;而浅蓝色管使用 109mmol/L 枸橼酸钠抗凝,抗凝剂与血液比例 1:9,适用于血凝实验。1993 年国际血液学标准委员会(ICSH)建议使用 EDTA 作为抗凝剂用于全血细胞计数,就是因为 EDTA 具有对红细胞、白细胞影响很小,对体外血小板聚集起抑制作用的优点[1]。然而,随着国内外陆续有 EDTA 依赖性假性血小板减少(EDTA-dependent pseudo thrombo cytopenia,EDTA-PTCP)的报道,相信绝大多数检验人员都有听说或碰到,发现率也逐年提高。如果这种情况不及时发现,将给临床带来很大的困惑,从而造成对患者的误诊及误治,这必须引起我们检验人员的重视!

回到我们的病例中,我们可以想象,如果患者是第一次检测血常规,我们也是抽完血第一时间上机检测,结果也正常,那我们是无法获知该患者是有 EDTA-PTCP 这种情况的,当然临床医生也不会有误诊的情况。但是,我们可以估计这种情况下,我们无意间忽视了很多这一类病例,造成业界对 EDTA-PTCP 发生率的低估。

本来 EDTA 是通过与血液中凝血因子Ⅳ(钙离子),结合成螯合物,使钙离子失去凝血作用,从而达到抗凝效果。这些年来,国内外一直在探究 EDTA 诱导血小板聚集的机制。很遗憾,到目前为止该机制尚不明确。有研究报道认为,该现象与患者体内存在抗血小板自身抗体及血小板某种隐匿性抗原暴露有关:EDTA 引起血小板活化,血小板形态接着发生变化,即由正常的圆盘状变为了圆球形,从而改变了血小板膜表面某种隐匿性抗原构象,与血浆中的自身抗体结合,激活了细胞膜中的磷脂酶 A$_2$ 和磷脂酶 C,并释放花生四烯酸、5-羟色胺(5-HT)、胶原、凝血酶等活性物质,这些物质能活化血小板纤维蛋白受体,促使血小板与纤维蛋白原聚集成团,从而导致血小板大量互相凝集[2]。患者体内存在的血小板自身抗体,推测可能与某种病毒或细菌感染有关。

临床工作中,有几种情况可能碰到:第一种(如本案例),患者是知道自己有 EDTA-PTCP 这种情况或者通过与患者的沟通交流而捕获到该种情况,并采取了正确措施;第二种情况为患者不清楚自身情况,但是你在工作中未发现异常,报告发出去了,未引起临床注意;第三种如第二种错误结果发出,临床误诊误判或质疑我们的结果;第四种,我们及时发现 EDTA-PTCP,并采取措施复查,给临床正确的报告。我们希望每次都能抓住这种情况(第一和第四种可能),个人建议:①养成及时查看血小板拟合曲线的习惯,本案例首次测定拟合曲线是正常的,而之后都未观察到正常拟合曲线,即使很忙,对于低于正常参考下限的,也请查看一下曲线,发现异常及时复查,当然对于 PLT 很低的病例,根据自己科室制定的复片规则,还需进行涂片染色判断和手工计数;②尽量早点进行相关检测,防止 EDTA-PTCP 情况给临床带来的困扰,根据对该病例的判断,第 1 个半小时 PLT 下降较快,之后趋于缓慢,3 小时后只有开始的 1/3;③事后发现 EDTA-PTCP 情况,及时与临床和患者沟通,询问有无临床症状,再进行重新采血复查。

复查采取措施可以如本次所使用的 EDTA 抗凝后快速上机检测,或使用末梢血草酸铵稀释手工计数,再者枸橼酸钠抗凝后上机检测(不要忘记血液稀释后的校正)。本人推荐使用前两种方案,因为现在的全血细胞计数仪是基于 EDTA 抗凝血情况下所维持的细胞形态,同时枸橼酸钠液体抗凝剂的稀释效应也是需要考虑的。当然,枸橼酸钠抗凝剂可以在采血后较长时间内,PLT 计数保持稳定是其优点。今后需要我们有更多的试验数据作出正确的判断、采取正确的措施。

【王峰副主任技师点评】

　　检验工作者不能缺乏责任心,不然工作上肯定要或多或少出差错。作者通过自己碰到的真实病例,分析和判断了患者当时的情况,并善于沟通,没有被患者牵着鼻子走,我们必须通过自身的努力,提高自己的专业技能,帮助患者的同时把宝贵的经验告诉年轻的同志,避免他们走弯路。EDTA-PTCP 的发生率被我们低估了,今后需要检验同行一起努力,制定相关方案,及时发现、提高检出率、统一复查采取的措施,为临床提供正确的检验报告。

【参考文献】

[1] 李丽红,金玲,李威,等.我院 56 例 EDTA 依赖性假性血小板减少病例分析及临床处理.中国实验诊断学,2013,17(12):2232-2234.
[2] 朱海燕.EDTA-K2 抗凝剂导致假性血小板减少的原因探讨分析.淮海医药,2013,31(5):433-434.

（汪丽,邮箱:nbwangli2000@163.com）

86. 拨开云雾见月明

【案例经过】

　　患者,男,35 岁。主诉:血小板减少 2 个月。患者既往体健,查体未发现异常,但在近 2 个月来查血小板多次,血小板计数在 23.0~31.0 × 10⁹/L,经治疗后血小板在 30.0~60.0 × 10⁹/L。经包括骨髓检查在内的多种实验室检查均为正常。

　　我科对患者采取枸橼酸抗凝全血与 EDTA 抗凝血上机检测血小板计数并推片镜检(图 86-1~图 86-4),发现:采血后立即检测阻抗法 PLT 为 98.0 × 10⁹/L,光学法结果为 144.0 × 10⁹/L;放置 2 小时后 EDTA 抗凝血阻抗法检测 PLT 为 5.0 × 10⁹/L,光学法 PLT 结果为 29.0 × 10⁹/L;EDTA 抗凝血镜下血小板聚集明显,枸橼酸抗凝全血采集后立即检测和放置 2 小时后检测分别为 224.0 × 10⁹/L 和 230.0 × 10⁹/L,推片镜检见血小板散在分布,每高倍视野下 PLT 分布正常,未见减少。实践证明,本例患者是抗凝剂 EDTA 引起的离体血液血小板聚集,造成血细胞分析仪计数结果假性偏低,给临床造成误诊,并且带来了许多不必要的检查项目。追问患者病史,本例于患者 6 个月前行胃癌切除手术,术后血小板,为 155.0 × 10⁹/L,以后 PLT 呈下降趋势,截至体检时已下降至 23.0 × 10⁹/L。推测本例 EDTA 依赖性血小板减少症可能与胃癌有关。

【形态学检验图谱】

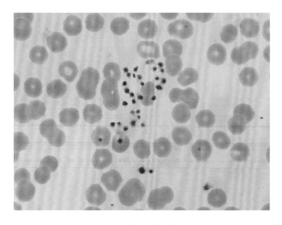

图 86-1　患者 EDTA 抗凝外周血涂片,采血后立即涂片镜检(10×100)

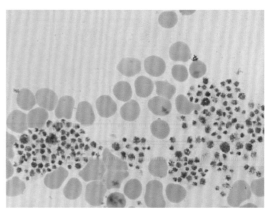

图 86-2　患者 EDTA 抗凝外周血涂片,采血后 2 小时涂片镜检。镜下均可见明显的血小板聚集,放置时间越长聚集越明显(10×100)

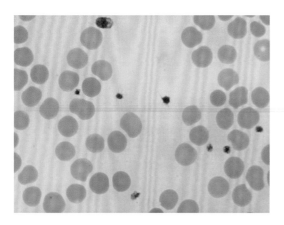

图 86-3　患者枸橼酸抗凝外周血涂片,镜下可见血小板均匀散在分布易见(10×100)

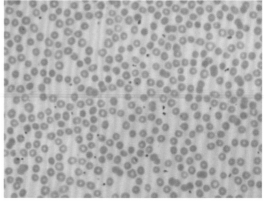

图 86-4　患者枸橼酸抗凝外周血涂片,镜下可见血小板均匀散在分布易见(10×100)

【分析与体会】

　　国际血液学标准化委员会(International council for Standardization in Hematology,ICSH)在 1993 年推荐 EDTA-K$_2$ 或 EDTA-K$_3$ 作为抗凝剂应用于血常规检测,目前已被广泛接受。EDTA 对血液中细胞形态和血小板聚集几乎均无影响。但在临床广泛应用的过程中发现它偶尔会引起血小板聚集,并且这种聚集并不随着混匀、温育以及稀释而被破坏。这种聚集状态会严重干扰血细胞分析仪血小板计数结果,发生假性血小板减少现象,称之为 EDTA 依赖性血小板减少症(EDTA-dependent pseudo thrombo cytopenia,EDTA-dependent PTCP)。PTCP 会导致临床加做其他不必要的检查,甚至会引起误诊、误治。因此,对于血小板计数明显偏低但又没有临床出血症状的病例应该引起广泛的重视,对于有疑问的标本要及时涂片镜检,镜下观察血小板的形态,避免误诊。

PTCP 在临床的发生率约为 0.09%~0.21%，一般与特殊药物使用无关，多出现在肿瘤、自身免疫性疾病、肺心病、晚期妊娠妇女、肝病、毒血症以及一些不明原因疾病。目前其发生原因尚不明确。经国内外学者多方探讨，普遍认为是由血液中的血小板抗体与血小板表面抗原发生反应所致。可能是由于 EDTA 修饰了血小板膜蛋白（GP）Ⅱb/Ⅲa 或是由于 EDTA 诱发了 GPⅡb/Ⅲa 与其抗体发生反应，这种与血小板结合的抗体 Fc 段可以与单核细胞或淋巴细胞表面的 Fc 受体结合而出现卫星现象。但血小板抗体产生的原因目前尚不清楚。通过本例发现：此现象是其他疾病的伴随现象，出现于其他疾病的或者治疗过程中，随疾病的好转而消失。这种现象为温度依赖性抗体所致，即温度越低，抗凝时间越长，血小板聚集及卫星现象越严重。PTCP 对患者本身的出凝血功能均无影响，不会导致患者凝血功能障碍以及发生出血风险，也不会导致患者高凝状态发生血栓。但是会造成临床误诊，加做其他临床检查进行排除或者鉴别诊断，增加患者医疗费用。检验者要有 PTCP 的概念，对于无出血症状的血小板减少患者及时推片镜检或者采用其他抗凝剂重新采血复查。并与 EDTA 抗凝血所检测的血小板进行比较，对于两种抗凝剂 PLT 结果差异较大的患者应引起高度重视，避免误诊。

（毛志刚，邮箱：mzg101@163.com）

87. 容易"抱团"的血小板

【案例经过】

患者，女。血常规检查发现血小板计数为 43.0×10^9/L，血小板直方图（图 87-1），外周血涂片发现存在血小板聚集现象（图 87-2A）；后重新采血，采用普通肝素和枸橼酸钠抗凝，血小板计数结果分别为 24.0×10^9/L 和 10.0×10^9/L，镜下血小板聚集程度均超过 EDTA-K$_2$（图 87-2B，图 87-2C）。37℃孵育 15 分钟后三种抗凝剂抗凝全血以及稀释后样本的血小板计数结果均无多大改变。又对患者进行重新采血，将患者全血直接与稀释液混合，用稀释模式进行计数，并同时行手工显微镜计数，血小板分别为 66.0×10^9/L 和 60.0×10^9/L。

【形态学检验图谱】

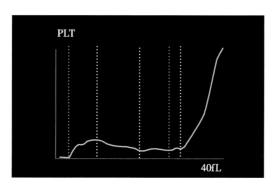

图 87-1　血小板直方图

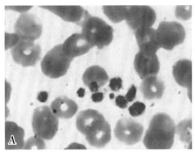
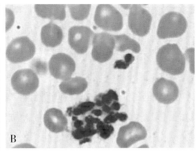
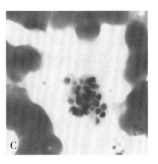

图 87-2　外周血涂片结果。A,B,C 分别代表 EDTA、枸橼酸盐和肝素抗凝(×1000)

【分析与体会】

随着全自动血液分析仪在临床中的应用越来越广泛,由于抗凝剂引起血小板聚集而导致的血小板假性减低(pseudothrombocytopenia,PTCP)便经常可以碰到。目前国内外报道主要集中在 EDTA-PTCP。有研究认为 EDTA 可以使血小板 GPⅡb-Ⅲa 复合物表位改变,而更容易被一些聚集抗体识别,从而引起血小板聚集。这种聚集具有时间依赖性,随着时间延长,聚集程度增高。

血液分析仪中细胞直方图可以直观的反映细胞群体分布的情况,横坐标为细胞体积大小,纵坐标为不同体积细胞的相对频率。本例血小板数量减少,存在聚集,直方图出现相应的异常:①曲线下面积减少;②曲线不像正常那样光滑;③ >30fl 后出现上翘的尾峰(图87-1)。外周血涂片结果显示血小板在三种抗凝剂下均存在聚集现象,且后两种抗凝下聚集程度均强于 EDTA,这与血小板计数结果相符(图 87-2)。

发生血小板聚集的解决办法通常可以采用立即检测或者更换抗凝剂,但近年来,笔者就本院所发生的血小板聚集做了初步统计,发现两种或三种抗凝剂依赖的血小板聚集越来越多,很多患者甚至在其他两种抗凝下聚集程度比 EDTA 更甚。

因此,这种多抗凝剂依赖的血小板聚集应该引起大家重视,遇到 EDTA 依赖性血小板聚集换抗凝剂检测后不能只看结果,仍然需要经显微镜确认,必要时采用手工显微镜计数。

(王琳　张丽霞,邮箱:ssrwater@126.com)

88. 不容忽视的镜检

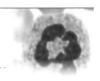

【案例经过】

患者,男,23 岁。临床诊断急性胰腺炎。血常规:WBC 15.1×10^9/L,RBC 5.0×10^{12}/L,Hb 156.0g/L,PLT 67.0×10^9/L。因 WBC 增高而血小板减低并出现"PLT Clumps"报警,故人工复检。

将该患者血液进行涂片、瑞特 - 吉姆萨染色后,在显微镜下观察发现其血小板大多黏附在中性粒细胞周围(图 88-1,图 88-2),从血涂片上观察评估血小板的数量较多,将该血液标本进行人工血小板计数结果为 $238.0 \times 10^9/L$。此时,打电话询问该病房的采血护士,从采血到运送至实验室,已经过去了 100 余分钟。再将该血液标本置室温放置 2 小时后,使用相同的方法进行涂片、染色,在显微镜下观察,仍然可以见到同样的现象(图 88-3,图 88-4)。

【形态学检验图谱】

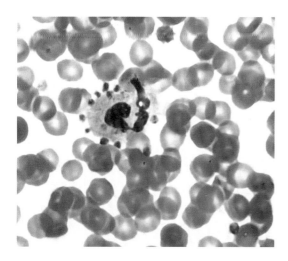

图 88-1　100 余分钟外周血涂片,血小板黏附在中性粒细胞周围(卫星现象)(10×100)

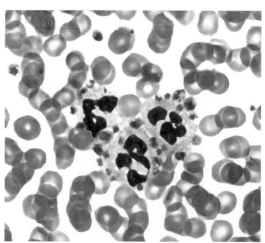

图 88-2　100 余分钟外周血涂片,血小板黏附在中性粒细胞周围(卫星现象)(10×100)

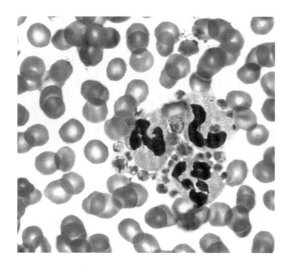

图 88-3　置室温 2 小时后外周血涂片,血小板黏附在中性粒细胞周围

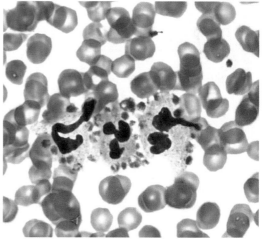

图 88-4　置室温 2 小时后外周血涂片,血小板黏附在中性粒细胞周围

【分析与体会】

　　血小板卫星现象(platelet satellitism)是指血小板黏附、聚集在中性粒细胞或偶尔黏附于单核细胞周围的现象[1]。出现这种现象的公认原因,是 EDTA 和免疫球蛋白相互作用并非特异性结合血小板,被抗体包被的血小板与中性粒细胞结合。在抗凝的初期(当血液与

EDTA 抗凝剂接触的 15 分钟内)可能出现。但我们发现少数患者的标本,在采集 4 小时后仍然存在此现象。

血小板卫星现象可干扰血液分析仪对血小板的计数,误将黏附于白细胞的血小板判断为白细胞,造成血小板假性减少。其纠正方法,采取血小板人工计数或重新采血使用枸橼酸钠抗凝剂[2]。血小板卫星现象是造成血液分析仪血小板计数假性减低的原因之一。在日常工作中,PLT 受到的影响因素较其他参数的多,质量控制较困难,遭到临床医生和患者的投诉最多,建立一套完善、规范的复查机制势在必行[3]。

我们在审核仪器检测数据时,不仅对各参数值要认真仔细观察,而且还要对仪器的直方图、散点图、报警信息加以重视。如果出现"PLT Clumps"报警时,一定要通过血涂片观察血小板是否存在"卫星现象"、EDTA 依赖或采血不顺利引起的血小板聚集等,再采取相应的纠正措施。

【参考文献】

[1] 熊立凡,刘成玉.临床检验基础.第 4 版.北京:人民卫生出版社,2008:69.
[2] 曾素根,余江,曾婷婷,等.Sysmex 公司血液分析仪的干扰因素分析判断及处理程序.检验杂志,2010,25(3):244-246.
[3] 郭曼英,曾素根,朱新勤,等.血小板复查标准的建立与应用.现代检验医学杂志,2009,24(3):63-64.

(曾素根,邮箱:zsg8077118@163.com)

89. 血小板也怕冷

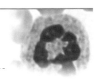

【案例经过】

患者,男,33 岁。主诉:确诊直肠癌 1 个月余,乙状结肠造瘘术后 20 天。血常规:血小板 90.0×10^9/L,仪器报警:血小板异常分布(图 89-1)。查询该患者近期的血小板计数,均低于血小板正常值,且了解到该患者近日未进行放疗、化疗,也无血小板减低的临床症状。血涂片:瑞特 - 吉姆萨染色显微镜检查发现血小板聚集成团现象(图 89-2),考虑为 EDTA 依赖的血小板聚集。检测血小板仅为 53.0×10^9/L,仪器报警:血小板异常分布,血小板减少;再次涂片瑞特 - 吉姆萨染色显微镜检查,发现血小板仍旧聚集成团。排除抗凝剂的影响,考虑是否为温度依赖的血小板聚集。将之前的血液标本置于 37℃水浴中,温育 30 分钟后再次检测血常规,血小板为 223.0×10^9/L,而 RBC 和 WBC 检测结果无明显差异,且仪器未有报警(图 89-3);涂片瑞特 - 吉姆萨染色显微镜检查发现血小板呈散在分布(图 89-4)。

【形态学图谱】

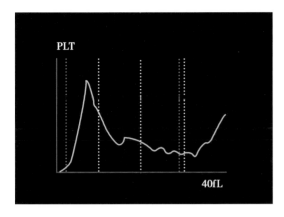

图 89-1　血小板分布异常直方图

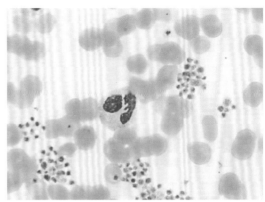

图 89-2　血小板聚集成团

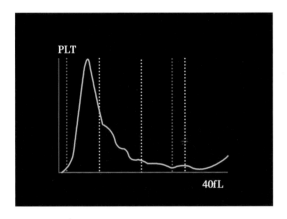

图 89-3　血小板正常分布直方图

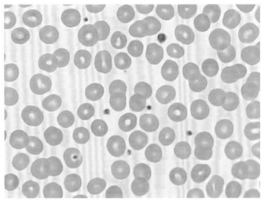

图 89-4　血小板散在分布

【分析与体会】

　　温度在30℃以下时,冷凝集素可以引起红细胞可逆性聚集,增高多见于病毒感染、炎症、自身免疫性疾病、多发性骨髓瘤等。临床上以温度依赖的红细胞假性减低最为常见。本文是一例由温度引起的血小板假性减低,对红细胞及白细胞检测结果没有明显影响,通过温育可消除冷凝集素的影响,使仪器测得的血小板数目明显增加。

　　血小板数量的检测是血常规中重要的项目之一,其值准确与否直接关系到临床诊断和治疗的工作,尤其是对放疗、化疗的患者。所以及时发现假性血小板减少是检验人员的必修功课。最常见的是抗凝剂 EDTA 依赖的血小板聚集,而冷凝集引起的血小板聚集临床上并不常见,因此检验工作者必须注意并引起重视,这种情况更换抗凝剂并不能解决血小板聚集问题。在血常规检测中,我们要重视异常结果,勤于镜检和复检,为临床提供准确可靠的数据,减少医患纠纷,同时也加强临床与检验之间的信任与依赖。

（钱香,邮箱:870299550@qq.com）

90. 血小板幻化成了一团云

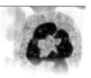

【案例经过】

患者,男,56 岁。2014 年 4 月以血管免疫母细胞性 T 细胞淋巴瘤入院。血常规：RBC1.6×10^{12}/L,Hb 114.0g/L,PLT159.0$\times 10^{9}$/L,出现 RBC 计数与 Hb 浓度不匹配现象,怀疑存在冷凝集素。血标本放置 37℃水浴 15 分钟后,取出混匀立即上机重新检测,结果为 RBC3.1×10^{12}/L,Hb116.0g/L;但是 PLT 仅为 12.0$\times 10^{9}$/L,涂片镜检发现有云雾状聚集物,正常的散在血小板少见。血液放置一段时间恢复室温后,涂片云雾状聚集仍然可见(图 90-1)。经重新采血,血小板数量正常,涂片血小板正常聚集(图 90-2)。

【形态学检验图谱】

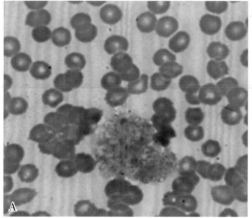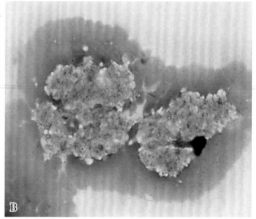

图 90-1 云雾状血小板聚集37℃水浴15分钟后血涂片(A);水浴后重新恢复至室温时的血涂片(B)(1000×)

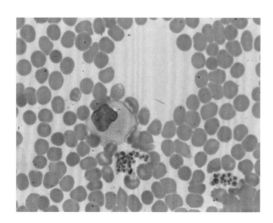

图 90-2 未加抗凝剂的新鲜血涂片中血小板形态

【分析与体会】

冷凝集素对血常规检测的影响主要是引起红细胞假性减少,血小板也存在冷凝集现象,相对红细胞较少见。根据检验结果,该患者首先存在红细胞冷凝集现象,经过37℃水浴后得到了纠正;但本案例特殊之处在于血小板的变化,温水浴后数值减少,镜下发生了聚集,而且血小板聚集的形态(见图90-1)不同于常见的聚集形态(见图90-2),呈云雾团状聚集,已基本看不出血小板原来的形态。

我们对此进行了分析,提出自己的观点,认为经37℃水浴后,血小板活化,释放凝血物质,进一步与纤维蛋白原形成了白色血栓。该患者诊断为淋巴瘤,体内存在免疫球蛋白水平升高:IgG34.5g/L(7~16g/L),IgA4.8g/L(0.7~4g/L),IgM13.1g/L(0.4~2.3g/L),推断这可能是患者发生冷凝集以及血小板活化的原因。

随着现代化仪器的发展,血细胞计数从原来的手工稀释,到半自动稀释,再到全血检测模式。根据文献报道以及笔者工作情况,血小板聚集引起血小板假性减少的情况越来越常见,主要见于抗凝剂依赖的血小板聚集,冷凝集也能引起血小板的聚集。作为常用的抗凝剂,EDTA-K$_2$、枸橼酸盐和肝素都可以引起血小板聚集,以用于血常规检测的EDTA-K$_2$最为常见,而本案例由于37℃水浴后导致血小板活化引起的不可逆聚集却非常少见。

【张丽霞副主任技师点评】

由于血小板聚集而引起的血小板假性减低在临床上非常常见,但本案例由于37℃水浴后导致血小板聚集在临床上非常少见,值得大家注意。随着现代化仪器的发展,各类原因导致仪器检测结果错误也越发常见,但只要我们细心谨慎,按要求做好显微镜复片工作,不难排除这些影响因素。

血常规检测工作中一定要认真观察,排除仪器之外的因素造成细胞计数的假性结果,以免误诊。

(王敏,邮箱:675035073@qq.com)

91. 都是肝素惹的祸

【案例经过】

一大早主任来到临床检验室说,昨天和骨科主任交流,医生发现最近骨科3个患者血小板检测不准确,数值都偏低,但是临床没有任何出血症状,怀疑是不是做错了。我赶紧拿到患者资料,去LIS系统查找患者的结果,3个患者血小板分别是$28.0×10^9$/L、$67.0×10^9$/L、$79.0×10^9$/L,而患者入院时的血小板分别是$139.0×10^9$/L、$148.0×10^9$/L和$210.0×10^9$/L(图91-1)。当天值班老师也复查过,血小板数值就是低,为什么和临床症状不符,医生为什么会怀疑我们测的不准呢?我又去冰箱找到患者标本,再次涂片复查,发现血片里的血小板散在少见,成簇未见(图 91-2),结果是准确的。我赶紧给临床医生打电话,询问患者用药情况,原来这三个患者都在用肝素来预防血栓。原来是肝素惹的祸。给临床医生说明情况,停用肝素 2 天后再次复查血常规,血小板恢复正常(图 91-3)。

【形态学检验图谱】

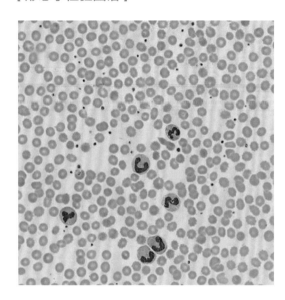

图 91-1　血小板分布图:肝素应用前的血小板(瑞特 - 吉姆萨染色,×400)

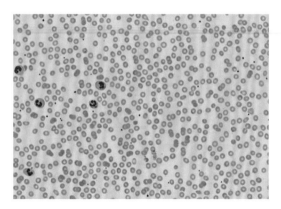

图 91-2　血小板分布图:肝素应用后的血小板(瑞特 - 吉姆萨染色,×400)

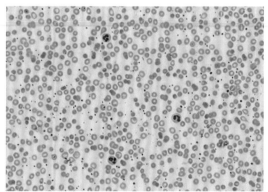

图 91-3　血小板分布图:停用肝素 2 天后的血小板(瑞特 - 吉姆萨染色,×400)

【分析与体会】

　　肝素诱导的血小板减少,大多数发生在肝素治疗开始后 2~7 天,但是,一般血小板不低于 50×10^9/L,这可能与肝素对血小板的诱导聚集作用有关。肝素可以导致血小板发生暂时性的聚集和血小板黏附性升高,血小板在血管内被阻留,从而发生短暂性血小板减少症。而有的患者发生持久性血小板减少,一般发生于肝素治疗 5~8 天以后,若患者既往接受过肝素治疗,则可能立即发生血小板减少,血小板数可小于 50×10^9/L,未见有小于 10×10^9/L 者。

除了血小板减少以外,同时可以伴随有血栓形成和弥散性血管内凝血。出血症状少见,主要表现为血栓形成。

对于肝素诱导的血小板减少症患者,如果血小板计数大于 50×10^9/L,而且无明显临床症状,则可以在密切观察下继续应用肝素治疗,一般血小板计数可以自行恢复。当血小板计数小于 50.0×10^9/L 或者有血栓形成的表现和肝素诱导抗血小板抗体阳性时,必须停用肝素治疗。停用肝素几天以内,所有由肝素引起的血小板和凝血的变化均可得到纠正,但是,仍可以检测到肝素依赖性抗血小板抗体,顺后较差。

(丁爽,邮箱:ds1012@126.com)

92. 别太迷信医生的诊断

【案例经过】

患者,女,35 岁。主诉:近 1 个月来头晕耳鸣、乏力加剧等。在过去的 2 年内生育过 2 个小孩,现又妊娠 24 周。体检:面色和眼结膜苍白,指甲呈匙状改变,其他未发现特殊异常。血常规:RBC 3.9×10^{12}/L,Hb 72.0g/L,Hct 0.23,MCV 58.4fl,MCH 18.2pg,MCHC 313.0g/L,PLT 1820.0×10^9/L,WBC 12.9×10^9/L。2 天前在院外诊断为缺铁性贫血伴血小板增高,虽然仪器检测结果与临床诊断吻合,但由于血小板数量极高,且红细胞及血小板直方图出现异常(图 92-1),仍然进行血涂片人工镜检:发现血涂片上血小板数量并不高,可见红细胞大小不一,以小红细胞为主,大部分红细胞中心浅染区明显扩大,环形红细胞及红细胞碎片可见。将此标本使用 Sysmex XE-2100 血细胞分析仪网织 / 血小板通道进行检测,其血小板数为 82.0×10^9/L。

【形态学检验图谱】

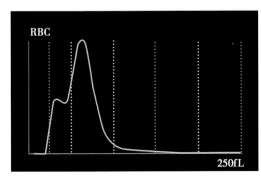
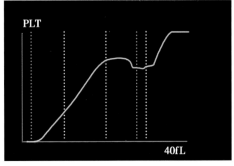

图 92-1　红细胞和血小板直方图

【分析与体会】

血细胞直方图是血细胞分析仪器利用电阻抗原理对血细胞进行数量和体积测定时,以细胞体积(大小)为横坐标,细胞出现的相对频率(数量)为纵坐标绘制的曲线图。血细胞直方图主要包括白细胞、红细胞和血小板直方图三种。可根据白细胞直方图图形的变化,粗略判断细胞比例变化或有无异常(原始、幼稚、变异)细胞出现;红细胞直方图与白细胞直方图的意义不同,红细胞体积的变化会引起红细胞直方图的改变如图形峰的位置、峰顶的形状、峰底的宽度、有无双峰等,将这些变化与红细胞其他参数结合分析,对贫血的鉴别诊断和治疗效果有价值;根据血小板直方图的形状变化可了解血小板计数结果是否可靠,由于红细胞与血小板的检测在同一通道,小红细胞及其碎片、血小板自身的聚集等对血小板计数及平均血小板体积(mean platelet volume,MPV)的影响很大,血小板直方图往往能反映这些变化[1]。

本病例中,红细胞直方图的前端有一个较低的小峰,峰左移则提示其体积偏小(见图92-1中红细胞直方图),血细胞涂片证实为小红细胞及其碎片;血小板直方图后部有一个明显的翘尾(见图92-1中血小板直方图),表明存在干扰,此时仪器计数的血小板数不准确。小红细胞、细胞碎片、细胞残骸均可干扰血细胞分析仪的电阻抗方法,造成血小板假性增高,从其血涂片上也可以看出血小板的数量并不高。由于红细胞的数量级大,通常对血小板干扰较大,可以通过手工血小板计数、仪器光学法血小板计数及流式血小板检测进行纠正,确保计数结果的准确性。

在工作中发现不同厂家生产的仪器及同一厂家生产的不同型号的血细胞分析仪,干扰其结果的因素和其受干扰程度不尽相同[2],因此必须对使用的仪器进行全方位了解。Sysmex公司的XE-2100及XE-5000的光学血小板计数(PLT-O),采用网织红细胞/血小板通道检测,对血小板进行核酸荧光染色后加以识别,不受小红细胞、细胞碎片、细胞残骸等干扰,有研究证实该方法与流式细胞术血小板计数结果相关性极好,且操作简单、方便、快捷,因而该方法可作为血小板复查的首选方法之一[3]。该患者血小板计数假性显著增高,就是由于小红细胞及其碎片干扰所致,继而通过仪器光学法血小板计数得到了纠正。

不要太迷信医生的诊断,尽管检验结果与临床诊断相符,也不要放过任何可疑点。血小板计数影响因素多,评估血涂片上血小板数及观察血小板直方图形状变化,可了解仪器计数结果的准确与否。

【参考文献】

［1］罗春丽.临床检验基础.北京:人民卫生出版社.2010,58.

［2］曾素根,余江,曾婷婷,等.Sysmex公司血液分析仪的干扰因素分析判断及处理程序.检验杂志,2010,25(3):244-246.

［3］曾婷婷,左成华,郭曼英等.光学法血小板计数作为低血小板标本复检方法的可行性研究,现代检验医学杂志,2007,22(6):39-41.

(曾婷婷,邮箱:zingteng80@gmail.com)

93. 任性的真菌孢子

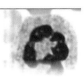

【案例经过】

患者,女,81 岁。临床诊断为缺血性脑卒中伴肺部和尿路感染。血常规:白细胞 $41.8 \times 10^9/L$,中性粒细胞 49.9%,淋巴细胞 37.1%,单核细胞 10.20%,嗜酸性粒细胞 2.5%,嗜碱性粒细胞 0.3%,血红蛋白 70.0g/L,红细胞 $2.2 \times 10^{12}/L$,血小板 $110.0 \times 10^9/L$。查看仪器 IP 信息,仪器报警:白细胞增高和贫血。手工计数:WBC $6.2 \times 10^9/L$,PLT $74.0 \times 10^9/L$,RBC $2.2 \times 10^{12}/L$。血涂片:上可见散在、大小不等,染蓝色小体,有的被白细胞吞噬像荚膜菌样(图 93-1);血涂片进行革兰染色,发现部分白细胞吞噬有大量染深紫色的革兰阳性、椭圆形、大小不等的酵母样菌(图 93-2),红细胞被染呈红色影形状。做血液真菌培养,为光滑念珠菌(接种在念珠菌显色培养基菌落为紫色)。

【形态学检验图谱】

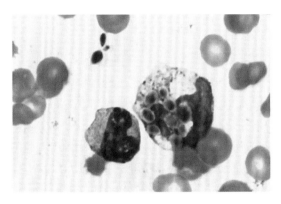

图 93-1　外周血涂片瑞特 - 吉姆萨染色可见散在和白细胞吞噬染蓝色小体(10×100)

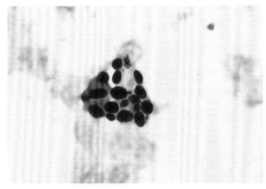

图 93-2　外周血涂片革兰染色后,可见白细胞吞噬有大量染深紫色的革兰阳性、椭圆形、大小不等的酵母样菌(10×100)

【分析与体会】

当白细胞或血小板数量过低或过高,或与历史数据差别太大时,需要通过人工复片对白细胞或血小板数进行评估来确认仪器检测的结果是否准确。通过对血涂片上白细胞及血小板数的评估,可以判断出标本是否存在巨大血小板、难溶红细胞、真菌等引起的白细胞假性增高等;小红细胞、细胞碎片、真菌等引起的血小板假性增高;大血小板或巨大血小板被误计为红细胞引起的血小板假性降低。同时可判断出血细胞分析仪是否存在半堵孔现象,或吸样不准等因素引起的计数不准确等。

血涂片人工镜检对白细胞或血小板数量进行评估方法:正常情况下红细胞数与白细胞数之比约为 500:1;红细胞数与血小板数之比约为 15~20:1,可根据此比例来估计白细胞数或血小板数是增加或减少。

血涂片人工镜检时,对白细胞和血小板数量进行评估非常重要。大多数检验人员在进行外周血涂片染色显微镜观察时,最容易忽略对血片上白细胞、血小板数量进行评估。以该病为例,人工复片时对仪器检测结果进行评估,不仅发现了真菌对仪器检测血液白细胞、血小板造成干扰的问题。而且当我们查找引起白细胞和血小板假性最高的原因时,发现了白细胞吞噬物和散在的微生物。当我们在瑞特 吉姆萨染色下,无法辨别白细胞吞噬物是否细菌或真菌时,可以对血液涂片进行革兰染色加以识别。

通过对该患者的外周血涂片,进行革兰染色后辨认出白细胞吞噬的微生物为革兰阳性酵母样菌。在立即报告给临床主管医生后,及时对患者采取相应的血液真菌培养和鉴定,使该患者在最短时间内得到了抗真菌治疗,提高了临床的诊治水平。

(曾素根,邮箱:zsg8077118@163.com)

94. 冷球蛋白血症导致血小板假性升高

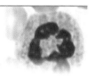

【案例经过】

患者,女,43 岁。因"反复紫癜 1 年余,少尿 3 个月,黑便 1 个月余"于 2013 年 8 月 2 日入住肾内科。冷球蛋白血症性血管炎(急性肾损伤)、重度贫血,十二指肠球部溃疡(前壁)、消化道出血和慢性乙肝病毒感染。血常规:WBC 3.1×10^9/L,RBC 1.7×10^{12}/L,Hb 49.0g/L,PLT 49.0×10^9/L,RET 2.29%;尿常规:PRO≥3.0g/L,BLD 200/μl;便潜血(+);肝肾功能:ALT 81.0IU/L,ALB 25.0g/L,Cr 330.0μmol/L。Coombs 实验(-),冷球蛋白定性(+)。血清蛋白电泳:M 0.4g/L、1.30.00%;血游离轻链定量:κ 140.0mg/L,λ 17.2mg/L,κ/λ 8.14;血清免疫固定电泳:IgMκ(+);乙型肝炎表面抗原定量(+)2366IU/ml,乙型肝炎病毒 DNA:49IU/ml,巨细胞病毒 -DNA:5000copies/ml。

【形态学检验图谱】

在 2013 年 7 月 22 日至 2013 年 8 月 5 日期间,共进行 16 次血常规检测,PLT 检测数值波动较大(图 94-1)。

1. 不同方法血小板计数观察　采用以下 4 种方法验证血小板计数结果:①涂片镜检法:血小板少见,未见聚集现象;②显微镜直接计数法;③血液分析仪计数法(不同通道、不同温度);④流式细胞仪法(此为金标准)。显微镜法、仪器计数法及流式细胞仪法检测结果见表 94-1。

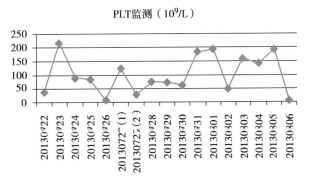

图 94-1　血常规结果中 PLT 波动图

表 94-1　冷球蛋白血症患者的不同仪器检测 PLT 结果（×10⁹/L）

	显微镜直接计数法	SYSMEX XE-5000	Siemens Advia 2120△△△	SYSMEX XN-2000	流式细胞仪 EPICS XL
常温	7	120(8△)	320	2△△	5
37℃	ND	2(5△)	6	ND	ND

注:ND 为未做;SYSMEX XE-5000 为 PLT-O 通道△△;SYSMEX XN-2000 为 PLT-F 通道△△△;Siemens Advia 2120 仪器采用光学法测定。

2. 温度变化观察　首先将常规室温条件下送来的标本进行测定,然后置 37℃水浴箱内 90 分钟后测定,最后再回归室温放置 3 小时后复查。表 94-2 显示的是 Siemens Advia2120 血细胞分析仪测定结果与散点图改变(3 次结果均未现任何 PLT 报警信息)。

表 94-2　Siemens Advia2120 血细胞分析仪测定结果与散点图

条件	室温	37℃水浴	回归室温 3 小时
数据	128×10⁹/L	14×10⁹/L	167×10⁹/L
散点图	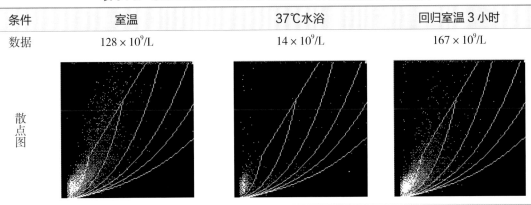		

我们还使用了 SYSMEX XE-5000 对该样本进行了分析(表 94-3),首先在常温条件下检测血小板数量正常,直方图正常,无任何报警提示;然后放 37℃水浴 2 小时后复查,血小板数量明显降低,直方图异常,同时散点图也显示血小板数量低下。一般情况下仪器默认检测方法为阻抗法。再将标本放置室温 1 小时后,用 XE-5000 再次复查测定,PLT 数值恢复为 117.0×10⁹/L。

表94-3　SYSMEX XE-5000 检测 PLT 直方图和光学法散点图

条件	室温	阻抗法(37℃水浴)	光学法(37℃水浴)
数据	120×10^9/L(复查 117×10^9/L)	5×10^9/L	8×10^9/L
直方图及散点图			

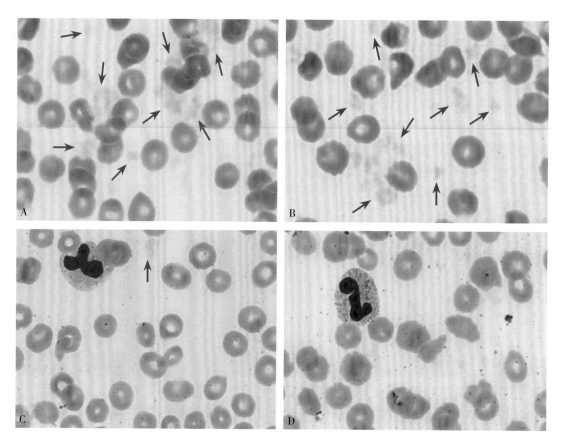

3. 血涂片　在对样本进行测定的同时,我们还对血涂片进行了细致的观察,并在不同温度条件下对其血片上的出现的各种现象进行了观察、判断和分析(图 94-2)。

图 94-2　血涂片中的不规则有形成分沉淀现象。室温条件下的涂片,血片中不规则有形成分明显易见(A、B);37℃水浴后涂片,不规则有形成分明显减少或消失(C、D)(×1000,瑞特 - 吉姆萨染色)

在室温条件下制作的血涂片中，不规则有形成分非常明显；在 37℃下制作的血涂片，不规则有形成分明显减少或消失。而这种不规则有形成分极有可能就是凝聚成颗粒状态的冷球蛋白成分，在 Advia2120 散点图下方的白色区域，所显示的是体积小且不含任何血小板成分的颗粒（白色散点），它可以影响血小板计数。

【分析与体会】

冷球蛋白是一种含有类风湿因子相单克隆或多克隆的免疫球蛋白，由 B 淋巴细胞增殖所致，在低温时产生沉淀的免疫复合物，为冷诱导沉淀物。冷球蛋白已被报道在各种感染、肾、肝、自身免疫、血液以及肿瘤性疾病出现，临床表现常见血小板减少性紫癜、雷诺综合征、关节痛、周围神经炎或肾脏疾病[1-2]。

本例患者为确诊的冷球蛋白血症性血管炎合并多脏器疾病，实验室检查符合冷球蛋白血症的特征。有文献报道[2]称在血涂片中，冷球蛋白表现为细胞外的沉淀物，小、亮、薄、不定形性是其特征，其析出温度是可变的，在 4~37℃之间发生可逆，在室温下（18~25℃）易致其快速生成。本例患者在常温条件下制备的血涂片中确实可以见到大量不定形物质沉淀（见图 94-2A，图 94-2B），当将血液在 37℃水浴中加温后再推片观察，发现这种不定型物质明显减少，在有的视野中消失（见图 94-2C，图 94-2D），这与冷球蛋白的性质相符，可以判断这些不定性物质是可以导致血小板计数的异常增高。

Advia 2120 检测 PLT 采用二维光散射测量，Y 轴表示 PLT 体积（低角度散射光），X 轴表示 PLT 内容物（高角度散射光），可测体积至 60fl 的大血小板。从表 94-2 所附三张散点图可以看出，白色区域的散点代表干扰物质，大多数白色散点落在 PLT 计数域（上下两界限）之外，但在计数域内有许多的交叉，特别是常温条件下这种交叉区域内出现的散点非常之多，直接导致了 PLT 计数结果受到影响。而 37℃水浴后这个交叉干扰区域散点明显减少，且明显分开，这与冷球蛋白在 37℃环境下出现可逆性溶解变化有关，这一点在血涂片上已经得到证实。

SYSMEX XE-5000 血细胞分析仪的阻抗法通道也出现同样现象，在室温条件下阻抗法测定 PLT 结果为 $120.0 \times 10^9/L$，直方图正常且未出现任何报警信息。放置 37℃水浴 1 小时后取出立即检测，其阻抗法和光学通道都给出了较低的 PLT 结果，再将标本放置室温 1 小时后，用 XE-5000 检测 PLT 值再次恢复为 $117 \times 10^9/L$，检测数值再次落在 PLT 正常检测区间。而 XE-5000 仪器默认采用阻抗法测定血小板，主要检测 <35fl 的血小板，该病例直方图曲线正常、无干扰和异常报警信息；XE-5000 可以同时开启光学法通道时，查看仪器的研究参数发现（图 94-3）本病例 PLT 光学通道结果是 $8 \times 10^9/L$，阻抗通道是 $120 \times 10^9/L$，两方法间测定

Research Parameters		
Item	Data	Unit
RBC-O	2.39	$10^{12}/L$
PLT-I	120	$10^3/uL$
PLT-O	8	$10^3/uL$

图 94-3　XE-5000 研究参数报告

结果相差显著,且未出现报警信息,而此时仪器电脑系统自动选择了 $120 \times 10^9/L$ 的结果进行报告,令人费解。而在常规测定条件下,阻抗法检测模式下,这种冷球蛋白存在所导致的血小板计数结果假性升高至正常范围,且无报警信息的情况比较难于发现。

同时发现在常温条件下使用 XE-5000 的 PLT 测定的光学通道与 XN-2000 的荧光(PLT-F)通道即获得低值 PLT 结果,两者原理相似,采用不同荧光物质对 PLT 大小、PLT 内的 RNA 进行准确的荧光定量,可以排除干扰物质干扰,而 XN-2000 的阻抗通道对这种冷球蛋白病例也会出现假性增高现象(图 94-4)。

PLT-I	146	$10^9/L$
PLT-O	2	$10^9/L$
PLT-F	2	$10^9/L$
PLT-F2	2.9	$10^9/L$

图 94-4　XN-2000 三个通道检测血小板结果
PLT-I:阻抗法;PLT-O:光学法;PLT-F:荧光染色法

我们还使用了非常规的流式细胞仪法,该方法可以作为血小板检测的金标准方法,用以对特殊病例的血小板数量进行精准分析。我们选用 CD41/CD61 直标荧光抗体,该法以异硫氰酸荧光素标记单克隆抗体连结的糖蛋白(GP)Ⅱb/Ⅲa 受体亚单位的 GPⅢa 部分,这种糖蛋白被所有人类血小板表达,但红细胞、白细胞不表达,并且不受冷球蛋白的干扰,该法可计数血小板至 $<1 \times 10^9/L$。

本标本经多种方法验证后,在化验单中报告 PLT 计数为 $5 \times 10^9/L$,并告知临床,建议此患者的全部标本用保温瓶储存并快速送检。随后骨髓涂片结果显示全片共计数巨核细胞 9 个,颗粒巨 4 个、裸巨 5 个,血小板少见,诊断符合血小板减少症,低值血小板的检测结果再次得以验证。

本例患者为危重患者,多次复检血常规,经回顾性分析,送往急诊化验室的标本 PLT 结果普遍偏低,可能与急诊化验送检及时、上机较快,冷球蛋白沉淀形成不多有关。冷球蛋白血症致 PLT 检测假性升高或正常鲜有报道,且文献中提及病例或是 PLT 直方图异常报警提示[2-3]或是 PLT 计数异常增高达 $3056.1 \times 10^9/L$[4],均触发复检规则后发现为冷球蛋白血症干扰所致。国外一篇文献报道某冷球蛋白血症患者使用 Beckman Coulter T540 和 Bayer Advia120 血细胞分析仪多次测定血常规[5],其 PLT 多在 $(1000\sim2000) \times 10^9/L$ 之间,而经 37℃ 水浴 30 分钟后,血小板计数结果恢复至正常水平。以上两病例均为血小板计数极高,一般超出实验室设定的复检规则上限($>1000 \times 10^9/L$),进行复检时比较容易发现问题。而本例患者实为血小板减低患者,其血小板假性升高至正常范围则比较少见,也难以发现,该患者既往报告最高一次 PLT 计数为 $216 \times 10^9/L$,均未提示异常报警,且未出现文献中提及的典型的三角影带(冷球蛋白峰),此外检验人员对此类病例经验不足,故易造成漏诊。此外国外还有文献报道了在外周血和腹腔积液中发现冷球蛋白的报道[6],其中有白细胞吞噬这种冷球蛋白所形成的不规则颗粒现象及涂片上出现的不规则颗粒现象,都为我们在观察血涂片时发现不规则有形成分,并将其归纳为冷球蛋白形成的颗粒,对血小板计数造成干扰提供了佐证。

预防措施：今后在复检规则中应该添加凡诊断为冷球蛋白血症患者，均需镜检核实血小板计数结果是否相符。凡使用双方法原理检测 PLT 的血细胞分析仪，不同方法之间差异如果偏大，应镜检复核结果。尽量观察仪器散点图和直方图，注意发现与正常散点图或直方图不同的特殊病例，并细致观察，发现问题应镜检复核结果，去除各种干扰因素。有条件的单位可以使用流式细胞仪法进行最终确认。

【参考文献】

［1］陈樱花.冷球蛋白血症的肾脏损害.肾脏病与透析肾移植,2010,(19)1:59-65.

［2］Anne Fohlen-Walter. Laboratory identification of cryoglobulinemia from automated blood cell counts,fresh blood samples,and blood films. Am J Clin Pathol,2002,117:606-614.

［3］Nicolas von Ahsen. Cryoglobulins interfere with platelet counts by opticaland impedance methods but not with the CD61 immunoplatelet count. Clinical Chemistry,2001,47(10):1858-1860.

［4］周丽艳.冷球蛋白血症致假性血小板增多一例.中华检验医学杂志,2011,(34)12:1163-1164.

［5］Lesesve JF,Merseille JM,Fohlen-Walter A,et al. Unusual morphological cryoglobulin manifestations on blood and bone marrow smears Haematologica,2004,89:(1)e16-e17.

［6］Lesesve JF,Muller M,Vautrin A,et al. Cryoglobulin detection from blood and peritoneal fluid smears. Int J Lab Hematol,2011,33(2):201-204.

（张时民,邮箱:zhshmin@126.com）

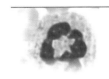

云龙三感
——形态学系列专著后记

今天，徐州下起了大雪：雪纷飞、白茫茫，具有几分诗意，又让这个世界多了几分宁静。昨天我刚刚把《临床微生物检验图谱与案例》、《临床血液检验图谱与案例》和《临床体液检验图谱与案例》三本图谱专著的书稿交给人民卫生出版社。近日来，一直想着要给这三本形态学专著写个后记，说一说这背后的故事，以及我本人从南京转战徐州的感悟。雪夜的神秘引起我无限的遐想，思绪如千丝万缕般，深深浅浅……

我写材料或讲话，常常喜欢讲三点。例如用《论文三境》总结学术论文写作与发表的经验；徐州医学院2015级医学技术学院本科生毕业典礼上，我的讲话题目为《离别三故事与三期望》。有朋友戏称：顾老师和"三"杠上了！今天写这个后记，我还是用"三"来总结，这个后记就不妨取名为《云龙三感》。肯定会有不少读者会问：为什么用"云龙"二字呢？世人皆知杭州西湖之美，然鲜有人知徐州有个景色不逊于西湖、面积还略大的云龙湖。更让我喜欢的是，云龙湖的人流量远低于西湖，多了几分宁静，可以更舒适地去欣赏大自然的美，亦可以让浮躁的心得以沉静下来思考，"非淡泊无以明志，非宁静无以致远"！更妙哉的是，云龙湖边还有一座云龙山，让云龙湖又多了几分仙气；登上云龙山，还可以俯瞰云龙湖的全景。2015年，我用"云龙"二字来命名我在云龙湖畔举办的会议："第一届云龙微生物与感染论坛"，会场爆满、课程精彩、讨论激烈，大家甚至不愿意去吃晚饭而留在会场继续交流，现场气氛之热烈令参会人员印象深刻！今天，我再次启用"云龙"二字，来命名形态学系列专著的后记：云龙三感。期待本书的出版，能为我国形态学检验事业的发展作出贡献！

云龙三感之第一感：感叹！2011年底至2012年初，我在美国加州大学洛杉矶分校临床微生物科学习，感叹自己如"井底之蛙"，美国临床微生物实验室在人员、场地、设备、技术和管理等方面领先中国至少20年。一个520张床的医院，临床微生物室每天的寄生虫检验标本量达80至90份，阳性率约10%；而中国临床微生物室每个月的寄生虫检验的标本又能有几例？太多的检验科由于种种原因几乎放弃了寄生虫检验项目。这其中的差别，折射出来的是我国对形态学检验工作的漠视！在一切以"效益"为目标的管理模式中，并不"挣钱"的临床微生物及形态学检验学科的发展举步维艰，但这些学科发展的意义及临床价值毋庸置疑！今天在检验科工作的年轻人，还有几人认得寄生虫？我国形态学检验专家的匮乏，已严重影响到很多临床疾病的诊治。一个声音在心中呼喊：中国形态学检验行业的发展将何去何从？作为一名检验工作者，我深深感受到这种行业发展的责任感与使命感所带来的压力！我觉得热血沸腾，必须要为这个行业做一点事情，积极行动起来！因此，我想到要编写一套形态学检验图谱专著，去帮助检验科的年轻人迅速掌握形态学检验图谱的基本知识，更重要的是，理论联系实际，要将图谱运用到临床疾病的诊疗中去。说干就干，2014年2月15日，我们在南京召开了编写启动会，同步在丁香园发帖招募编写人员。历时两年，我们一直坚持,直到交稿! 后面我们还准备继续编写一套形态学检验图谱的习题集,帮助大家进行日常的学习。

第二感:感动! 很有缘的是,本书的编写过程中,我个人在事业上有一次重要的变动:2015 年 3 月底离开南京医科大学第一附属医院,离开了学习、工作和生活 17 年的城市南京,以学科带头人引进到徐州医科大学医学技术学院及附院检验科工作。从南京转战徐州工作半年多以来,我收获了很多感动,毕生珍惜。3 月 31 日,我从"南京南"踏上赴"徐州东"的高铁前,感慨万千,发了一条微信:挥泪别南京。短短的一小时左右,这条微信收获 88 个赞,200 多条评论,很是感动。到徐州后在多次的学术会议上,碰到了很多的国内知名的专家和朋友,都纷纷表示:有什么需要支持的,尽管跟我讲! 有这样一帮朋友在背后支持我,我还担心什么? 正是这样的感动与支持,支撑着我后来在徐州的努力与拼搏,勇往直前! 很多人会问我:为什么选择到徐州? 我说原因很简单:为了梦想! 在这里,我送上一首我写的小诗《梦想》给各位读者:梦想一定要有的,万一实现了呢!

梦 想

既然选择了,就别怨土壤的贫瘠
既然选择了,就别怨难熬的孤寂
在夹缝中生存,在逆境中成长
历严寒,抗酷暑
平坦中有风景陪衬
险境中未必没有美丽
一丝机会,十分努力
坚持不懈,永不言弃
一分耕耘,一分收获
人生有甘美就有苦酸
你的梦想,终究会为那苦凉点缀一抹艳丽!

来到徐州后,感动依然继续。我深深感受到学校和附院领导对人才的爱惜、尊重与支持。很多次向领导们汇报工作,他们都语重心长地关心我,意气风发地鼓励我,无所保留地支持我,交流结束后他们甚至都送我到办公室门口,细微之处,感动不已! 正是这样的感动,虽然来到徐医时间不长,但我已深深爱上徐医,每天,我都会打开徐医和附属医院的网站好几次,了解学校和附院发展的最新动态。我坚信,在这样一个舞台上,我一定能实现自己的学术梦想!

第三感:感恩! 首先,特别要感恩我的伯乐——马萍教授。"千里马常有,而伯乐不常有。"感恩马萍教授对我的赏识、引荐、关心与支持,没有她,我就没有平台去实施我的很多想法,就无法实现我的学术梦想。这份知遇之恩,激励着我不断前行! 其次,要感恩南京医科大学第一附属医院检验科的老师及同事们,是母校及附院培养了我。在那里,我从一个临床医学专业的本科生,一步一步地开始接触与了解检验行业,读硕士读博士,进行科学研究,写书写论文。特别要感谢我的两位导师:南京医科大学第一附属医院检验科前任学科带头人童明庆教授和现任学科带头人潘世扬教授。从两位导师的身上,我学到了如何做人、如何做事、如何做学问、如何进行学术交流……。可以这么说,南京医科大学第一附属医院检验科的老师们见证了我一步步的成长。最后,要感恩几个开放的学术平台:李天天站长创建的丁香园、汪道远社长领衔的 AME 期刊出版社和胡必杰教授领航的上海国际医院感染控制论坛(SIFIC),通过这些开放的平台,我认识了一批又一批志同道合的好朋友、好兄弟,我们常态交流、互相鼓励、共同合作、不断前行!

常怀一颗感恩之心,我们将更深刻地体会到生活的美好,我们将更勇敢地面对各种挑战! 当然,感恩的最好方式,还是要不断努力,用行动和成绩来报答! 在这里,我给各位读者送上我的小诗《在路上》,只有努力与行动,才能将我们的梦想变成现实!

在 路 上

早起的鸟儿有食吃

寻梦的人在路上

心中有梦想

脚下有行动

征程途中

有苦涩

有荆棘

有失败

有孤寂

但奋斗之心不曾迁移

前行路上

有号角

有战鼓

有成功

有期许

但前行脚步不曾停驻

在路上……

将梦想变为现实,需要我们不断前行与拼搏,努力至关重要! 从南京转战徐州,我的体会是:在人生的重要节点或某些关键时刻,选择要比努力来得更加重要! 选择需要眼光,需要勇气、需要魄力,还需要懂得放弃,这一切一切,太难太难,身在其中的人,需要用心去体会。退一步海阔天空,懂得放弃,方能有所收获。"舍得"——有舍才有得。

收笔之际,请允许介绍我们的学科:徐州医科大学及附属医院的检验团队是一支正在发展和腾飞中的"潜力股",我们有梦想、我们有行动、我们精诚团结、我们求贤若渴! 对于优秀的博士,我们还有充足的让你事业起飞的科研启动经费,以及让你可以付一套房首付的安家费,在徐州安居乐业! 我在徐医等你(有意应征者请将简历发到我的邮箱:gb20031129@163.com),你在哪里?

顾 兵

2016 年 1 月 31 日深夜